Irmtraud Tarr Krüger

Lampenfieber

Irmtraud Tarr Krüger

Lampenfieber

Ursachen · Wirkung · Therapie

– für alle, die in Schule und Beruf damit Probleme haben
– für Künstler und Sportler
– für Führungskräfte
– und ganz besonders für Konzertmusiker

Kreuz

Alle in diesem Buch enthaltenen Angaben, Daten, Ergebnisse etc. wurden von der Autorin nach bestem Wissen erstellt und von ihr mit größtmöglicher Sorgfalt überprüft. Gleichwohl sind inhaltliche Fehler nicht vollständig auszuschließen. Daher erfolgen die Angaben etc. ohne jegliche Verpflichtung oder Garantie des Verlags oder der Autorin. Beide schließen deshalb jegliche Verantwortung und Haftung für etwaige inhaltliche Unrichtigkeiten aus, es sei denn im Falle grober Fahrlässigkeit.

4 5 6 7 01 00 99 98

Umschlaggestaltung: Jürgen Reichert
Umschlagbild: René Magritte »Der Reisende«, 1937
VG Bild-Kunst, Bonn
Foto: G. Westermann – ARTOTHEK, Peissenberg
Satz: Dorner GmbH, Aichwald 3
Gesamtherstellung: Clausen & Bosse, Leck
ISBN 3 7831 1226 5

Inhalt

Gewidmet meiner Mutter,
bei der ich lernte,
keine Angst zu haben.

Vorwort

Der Tatsache, daß ich über Lampenfieber schreibe, liegt ein ganz persönliches Suchen zugrunde. Vielleicht ist dieses Buch ein Versuch, dort wieder anzuknüpfen, wo ich das unbefangene, angstfreie Musizieren verlassen hatte, oder gar noch weiter zurück, wo ich als kleine »Künstlerin« meine Puppen belebte, Geschichten erfand, Bilder malte, plastizierte und meine Lieder schuf. Aus abgeklärter Distanz allein könnte ich nichts Wesentliches über Lampenfieber vermitteln. Ich muß es am eigenen Leib erfahren haben, mich hineinversetzen, um eine glaubwürdige und damit gültige Aussage treffen zu können. Soviel zur eigenen Motivation und zum Ansporn, mich meiner »Haßliebe« Lampenfieber zu nähern, die mit dem Doppelcharakter von Lampenfieber zusammenhängt. Lampenfieber umfaßt nämlich beides – Vorfreude und Angst.

Lampenfieber ist niemandem angeboren, es bildet sich aus eigener, individueller Erfahrung. Wie, wann und warum es uns widerfährt, oder warum es für manche wie eine verschleppte Krankheit ist, die zu den unterschiedlichsten Symptomen führt, darüber wissen wir noch wenig. Soweit ich sehe, liegen die Ursprünge des Lampenfiebers bereits in früher Kindheit, aber eine ganz entscheidende Brutstätte für Lampenfieber ist zweifelsohne die Bühne der Schule, wo wir schon früh lernen, das Leben als Ablauf von angsterregenden Bewährungssituationen zu begreifen. In der Schule und oft schon im Kindergarten machen wir die bittere Erfahrung der mehr oder weniger ausgeprägten Unvereinbarkeit unserer Wünsche und Eigenarten mit den gesellschaftlichen Normen. Hier lernen wir, daß wir »brav« und »gut« und vor allem: »besser als die anderen« zu sein haben, um eine gute Figur zu machen. Die Angst vor den anderen, vor den Richtern und Rivalen ist also nicht nur reines Phantasieprodukt – im Gegenteil –; unsere Bildungsinstitutionen, die nach dem Leistungs- und Rivalitätsprinzip funktionieren, sind Brutstätten für Lampenfieber. Dazu eine typische Gesprächssequenz mit einem Schulkind: »Warum willst du nicht vor deiner Klasse vorsingen, wo du doch zu Hause so gern singst?« – »Weil die anderen mich auslachen würden.«

Wenn wir Lampenfieber haben, das leuchtet ein, dann sind wir nicht frei. Im Gegenteil, wir sind verkrampft, verklemmt, blockiert und möchten am liebsten aus dem Bannkreis unserer inneren und äußeren Richter und Rivalen oder einfach nur derer, die uns mit ihrem Blick, mit ihrer Gegenwart verunsichern, entfliehen. Wann haben wir Lampenfieber? Warum? Was ist das für ein Gefühl? Kann man es überwinden oder einfach durch einen Willensakt abwerfen?

Diesen und anderen Fragen werde ich in diesem Buch nachgehen, wobei ich mir bewußt bin, daß diesem Thema nichts Schillerndes, Imponierendes anhaftet. Wer Lampenfieber hat, taugt nicht zum Salonlöwen, und wer nur obenauf schwimmen will, der muß die Auseinandersetzung mit diesem kontraproduktiven Gefühl meiden. Für sie – die sogenannten »Coolen«, Abgeklärten und Selbstgewissen – habe ich dieses Buch auch nicht geschrieben.

Autoren, die sich mit der Sonnenseite unseres Verhaltens befassen, genießen den Vorteil, sich selbst ein wenig im Ruhm des von ihnen Dargestellten sonnen zu können. Solch indirekter Ruhmesglanz ist mit dem Thema Lampenfieber nicht zu erwerben. Im Gegenteil, denn hier wird ein Terrain betreten, das mit Verbotsschildern behaftet ist: »Bitte nicht berühren«, »Betreten verboten« – als ob es sozialen Takt verletzen würde, darüber zu sprechen, als ob dieses Thema selbst dem Stigma der Angst unterworfen wäre. Diesen Bann, der über dem Thema Lampenfieber liegt, bekam ich deutlich bei meinen Interviews und Recherchen zu spüren. Selbst moderne Helden und Stars wie beispielsweise Tina Turner oder Justus Frantz waren nicht bereit, Einblick in diese Schattenseite unseres, ihres Daseins zu geben.

Es ist also nicht verwunderlich, daß die Mehrzahl der Betroffenen dem Problem Lampenfieber hilflos und mangelhaft aufgeklärt gegenübersteht. Selbst ein erfolgreicher Künstler wie der Cellist Pablo Casals gesteht in seinem Buch »Gespräche mit Corredor« die Angst vor seinen Auftritten ein: »Oh, diese Aufregung, diese Angst! Nie, weder damals noch später, konnte ich sie loswerden. Glauben Sie mir: obwohl ich seitdem tausend Konzerte gegeben habe, war ich immer genauso aufgeregt wie beim ersten Mal... Manche meiner bevorstehenden öffentlichen Konzerte bedrücken mich wie ein Alptraum. Selbst heute noch.«

Ein Vergleich zwischen den Betroffenen, die über Selbsthilfe und Vorsorgemaßnahmen bei Lampenfieber und dessen Hintergründe aufgeklärt sind, und denen, die ihr Lampenfieber als einen ständigen Begleiter in Kauf nehmen und in endlosen Anstrengungen oft bis an ihr Lebensende verstrickt sind, zeigt, daß es dringlich ist, sich derer anzunehmen, die da leiden, zittern und kämpfen. Für diese Menschen ist dieses Buch geschrieben. Für sie gibt es auch Hoffnung, denn Lampenfieber ist keine unabänderbare Eigenschaft unserer Persönlichkeit, kein unabwendbares Schicksal. Es gibt Wege und schöpferische Möglichkeiten heraus aus der Angst in die kreative Energie. Davon wird im zweiten Teil dieses Buches die Rede sein.

Vielleicht werden Sie durch dieses Buch nichts umwerfend »Neues« erfahren, aber vielleicht können Sie Ihrem altbekannten Begleiter »Lampenfieber« neue Seiten abgewinnen, seine Auswirkungen in einem neuen Licht sehen, so daß aus dem Halbdunkel Ihres Lampenfiebers das auftauchen kann, was als Möglichkeit in jedem Lampenfieber steckt – VORFREUDE.

Was ist Lampenfieber?

Lampenfieber ist im Kern Angst vor dem Leben. Es kann Belastung oder auch positiven Nervenkitzel bedeuten und ist außer in extremen Fällen keineswegs krankhaft, sondern eine verständliche Reaktion auf eine Situation, in der wir uns dem Urteil und dem Echo der Umwelt aussetzen, eine Herausforderung, auf die die wenigsten von uns schon von früh auf vorbereitet werden.

Kurz vor dem Auftritt – wir sind zurechtgemacht und chic angezogen, prüfen unsere Erscheinung ein letztes Mal im Spiegel und begeben uns an den Ort, wo wir heute im Rampenlicht stehen. Das Publikum findet sich langsam ein... Aber da ist dieses komische Gefühl in der Magengrube, die kalten Hände und dann diese schrecklichen Katastrophengedanken. »Was mache ich, wenn mich mein Gedächtnis im Stich läßt, wenn meine Stimme versagt, wenn meine Hände zittern, wenn ich womöglich versage? O Gott, am liebsten würde ich alles rückgängig machen. Wie komme ich bloß dazu, so etwas anzunehmen und mir so etwas zuzutrauen? Wenn die Leute wüßten...«

Wer diese Zeilen liest und sich angesprochen fühlt, weiß, wovon ich spreche – vom Lampenfieber. Fast jeder kennt es, fast jeder hat es in seinem Leben schon einmal erfahren. Wir alle können auf die eine oder andere Weise Opfer des Lampenfiebers sein oder werden. Wir sind nicht allein damit. Im Gegenteil, so privat sich dieses Phänomen zeigt, so universell ist es auch. Letztlich ist jeder, der sich seinen Mitmenschen auf irgendeine Art öffentlich zeigt, sei es nun sprechend, verhandelnd, schauspielernd, tanzend, Sport treibend oder musizierend, diesem Zustand ausgesetzt, der uns immer dann im Wege steht, wenn wir den Mut aufbringen wollen, uns vor unseren Mitmenschen zu offenbaren und auszudrücken. Lampenfieber hat also etwas damit zu tun, daß wir uns mit unseren verschiedenen Ausdrucksmitteln vor unseren Mitmenschen zeigen und damit Einblick in unsere Persönlichkeit geben. Jede öffentliche Äußerung ist zugleich Selbstoffenbarung – wir geben uns zu erkennen, ob wir das wollen oder nicht.

Soziale Situationen mit Öffentlichkeitscharakter sind Brutstätten und Nährboden für Lampenfieber, denn Lampenfieber gedeiht nicht in der »splendid isolation«, sondern wurzelt in einem Milieu des Bezogenseins und der Verbundenheit mit anderen. Wenn wir uns mit unseren Kreationen, Ideen oder Produkten zeigen, sind die anderen oder die unsichtbaren anderen in unserem Gedächtnis, in unseren Gedanken und Herzen gegenwärtig, auch wenn wir uns dessen nicht bewußt sind. In jedem Akt des Ausdrucks sind wir konfrontiert mit anderen Menschen, Gruppen oder Gemeinschaften, die wir verinnerlicht haben. Unser Lampenfieber ereignet sich nicht im menschenleeren Raum, sondern unter den Blicken und vor den Ohren der anderen, den verinnerlichten und existierenden, den wohlwollenden, den kritischen oder strafenden.[1)]

Fast übereinstimmend wird Lampenfieber in der Literatur als ein von Angst und psychovegetativer Spannung und Unruhe geprägter Zustand vor und auch noch während eines Auftrittes definiert. Eine ausführliche Zustandsbeschreibung hat Hartmann 1982 geliefert: »Lampenfieber bezeichnet einen Zustand von Erregung und Angst, durch den das Leistungsvermögen einer Person gemindert wird und der eintritt, bevor oder wenn sich die Person allein bzw. nichtanonym vor einem Publikum schauspielerisch, verbal, vokal oder instrumental darstellt, eine bewertbare oder zu bewertende Leistung erbringen will oder soll, wodurch die Selbstwertthematik dieser Person stark angeregt werden kann. Angst und Erregung gehen immer einher mit physiologischen Reaktionen des Körpers (feuchtnasse Hände, starkes Herzklopfen, verkrampfte Muskulatur etc.), der sogenannten Streß-Reaktion... Diese einmal gemachte Erfahrung führt zwangsläufig zu einer zweiten Angst, nämlich der Angst vor dem Lampenfieber, der Angst vor dem Zittern, Schwitzen oder auch der Gedächtnislücke.«[2)]

Das Wort Lampenfieber ist dem älteren Wort »Kanonenfieber« nachgebildet und bisher nicht vor 1858 nachgewiesen.* Es stammt ursprünglich aus der Welt des Theaters.

* Die älteste erhaltene Anweisung zum Umgang mit Lampenfieber fand ich in Johann Joachim Quantzens »Versuch einer Anweisung die Flöte traversiere zu spielen« aus dem Jahre 1752. Er schreibt: »Ist der Flötenist, der sich öffentlich will hören lassen, furchtsam, und noch nicht gewohnt, in Gegenwart vieler Menschen zu spielen; so muß er seine Aufmerksamkeit, in währendem Spielen, nur allein auf die Noten, die er vor sich hat, zu richten suchen; niemals aber die Augen auf die Anwesenden wenden: denn hierdurch werden die Gedanken zerstreuet, und die Gelassenheit geht verlohren. Er unternehme nicht solche schwere Sachen, die ihm bey seiner besondern Uebung noch niemals gelungen sind; er halte sich vielmehr an solche, die er ohne Anstoß wegspielen kann. Die Furcht verursachet eine Wallung des Geblütes, wodurch die Lunge in ungleiche Bewegung gebracht wird, und die Zunge und Finger ebenfalls in eine Hitze gerathen. Hieraus entsteht nothwendiger Weise ein im Spielen sehr hinderliches Zittern der Glieder: und der Flötenspieler wird also nicht im Stande seyn, weder lange Passagien in einem Athem, noch besondere Schwierigkeiten, so wie bey einer gelassenen Gemüthsverfassung, herauszubringen. Hierzu kommt auch noch wohl, daß er bey solchen Umständen, absonderlich bey warmen Wetter, am Munde schwitzet; und die Flöte folglich nicht am gehörigen Orte fest liegen bleibt, sondern unterwärts glitschet: wodurch das Mundloch derselben zu viel bedecket, und der Ton, wo er nicht gar außen bleibt, doch zum wenigsten zu schwach wird. Diesem letzten Uebel bald abzuhelfen; wische der Flötenist den Mund und die Flöte rein ab, greife nachdem in die Haare, oder Perüke, und reibe den am Finger klebenden feinen Puder an den Mund. Hierdurch werden die Schweißlöcher verstopfet; und er kann ohne große Hinderniß weiter spielen.«

Dort hieß das Rampenlicht »die Lampen«. »Am 24. Oktober brachte man den Götz ... vor die Lampen.« In unserem heutigen Sprachgebrauch bezieht sich das Wort Lampenfieber nicht nur auf die Welt des Theaters, sondern auf sämtliche Bühnen des sozialen Lebens. Ob jung oder alt, ob Lehrer oder Schüler, Student oder Professor, jeder kann davon betroffen sein und ist es auch mehr oder weniger, wenn er sich der Situation aussetzt, sich vor anderen zu zeigen auf einer der vielen sozialen Bühnen unseres Lebens, sei das nun der Sportplatz, die Schule oder Universität, die Verkaufsbühne, der Konzertsaal, die Weltbühne oder die kommunale Bühne, die Oper oder Jam-Session, der Vortragssaal oder der Konferenzraum.

Nehmen wir den Begriff »Lampenfieber« einmal etwas näher unter die Lupe: »Lampe« heißt zunächst einmal, daß wir unter einer künstlichen Lichtquelle stehen. Wir werden beleuchtet, herausgestellt, wir stehen im Licht. Der Körper begegnet diesem Exponiertsein mit erhöhter Eigenwärme oder Erregung als Mobilisierung der körpereigenen Abwehrkräfte, um die Belastung der »Lampen« zu verarbeiten. Wir werden heiß, fiebrig im Kampf mit dem Eindringling »Lampe«, der sich in unserem Inneren despotisch Raum verschaffen will. Wie bei allen Fieberkrankheiten gilt daher: Wenn der Eindringling uns gänzlich überschwemmt hat, hilft nur noch eines: das Gewährenlassen, um sich »auszufiebern«, die Energie der Fieberhitze nutzen zum Aufbruch in eine Phase des Sich-Wiedergewinnens.

Aufschlußreich erscheint mir nach dieser kurzen Exegese, daß der Begriff Lampenfieber nicht nur, wie das heute so landläufig aufgefaßt wird, jene besondere psychische Belastung bei einem öffentlichen Auftritt meint, sondern auch die damit verbundene lustvolle, erregende Komponente. Das Phänomen Lampenfieber ist janusköpfig: Zum einen kann es als ein Erregungszustand erlebt werden, als positives Stimulans, das zu erhöhter Wachsamkeit, zu stärkerer Konzentration und damit zur Leistungssteigerung führt, zum anderen als ein Verhindert- oder Gebremstwerden und Blockiertsein in der Leistungsfähigkeit.

Bei meinen vielen Gesprächen über Lampenfieber war für mich aufschlußreich, welche Assoziationen der Begriff bei den einzelnen auslöst, wie positiv oder negativ der Begriff semantisch besetzt ist, welche positiven oder negativen Zuschreibungen auftauchen. Es wuchs die Erkenntnis: Unangenehme Erfahrungen mit vergangenen Situationen heften sich wie ein Etikett auf neue Situationen und sorgen für eine »Programmierung« von Lampenfieber. Dabei spielt es keine Rolle, ob eine solche Kopplung Folge eigenen Handelns war, eine Folge äußerer Bedingungen oder ein lustvolles Übel. Jahrelange Lampenfieberforschung brachte ebenso einfache Erkenntnisse wie der Volksmund, der sie noch treffender formuliert: Gebranntes Kind scheut das Feuer.

Lampenfieber kann Belastung oder auch positiver Nervenkitzel sein und ist außer in extremen Fällen keineswegs krankhaft, sondern die verständliche Reaktion auf eine Situation, in der wir uns dem Urteil und dem Echo der Umwelt aussetzen, eine Herausforderung, auf die die wenigsten von uns schon von früh auf vorbereitet werden. Ob wir unser Lampenfieber nun positiv leistungssteigernd oder negativ angstbesetzt erleben, immer bezieht es sich auf das Phänomen des Bewertet-Werdens durch ein mehr oder weniger anonymes Publikum, gleich wie groß oder klein es sein mag. Lampenfieber gedeiht auf zwischenmenschlichen Bühnen.

Treffend empfinde ich die amerikanische Bezeichnung »stagefright« – auf deutsch »Bühnenangst«, die aussagt, daß es sich um ein Gefühl handelt, das sich mit dem Agieren auf der Bühne verdichtet und dort verankert ist. Wir agieren auf sozialen Bühnen, und hier hat die Angst oder Furcht ihren Ort. Ob sie berechtigt ist oder nicht, ob sie notwendig ist oder nicht, ob sie überwindbar ist oder nicht, darüber werden wir in den nächsten Kapiteln mehr erfahren.

Statt Rampenlicht – zum eigenen Vergnügen

Private Aufführungen ohne Publikum sind frei von Lampenfieber, weil die Bewertung von außen fehlt. Menschen, die ihr Licht nicht »unter den Scheffel stellen«, die sich öffentlich zeigen, setzen sich Situationen aus, die psychologisch hoch brisant sein können.

Öffentliche Aufführungen sollen perfekt, ästhetisch, bedeutsam oder einfach schön sein. Das sind die Erwartungen, denen sich öffentlich auftretende Personen immer wieder stellen. Nicht jeder will sich einem öffentlichen Publikum zeigen, sondern es gibt viele, die es vorziehen, ihre Fähigkeiten und Fertigkeiten im privaten Raum zur eigenen Befriedigung zu erproben und auszuüben. Ich denke hier an die vielen Menschen, die in ihren häuslichen Wänden ihre tänzerischen oder gesanglichen Fähigkeiten ausleben, die vor ihrem Spiegel große Reden halten oder Sportarten trainieren, ohne sich je einem Publikum zu präsentieren. Ohne äußere Anforderung, einfach aus Freude an der jeweiligen Tätigkeit, genießen sie ihr Tun, ohne Bedürfnis nach Anerkennung, Applaus oder Kritik.

Wir alle kennen solche Situationen, wo wir einfach aus Freude an der Sache unsere Fähigkeiten und Fertigkeiten vor uns selbst aufführen. Solche privaten Aufführungen enthüllen, wieviel wir können, wieviel wir gelernt und geübt haben, wie wir den Herausforderungen einer bestimmten Aufgabe gewachsen sind. So lernen wir uns selbst einzuschätzen und zu verstehen. Wir lernen unsere Entwicklungsbedürftigkeiten und -fähigkeiten kennen, unsere Grenzen und Möglichkeiten. Wie im Vergrößerungsglas erfahren wir unser Selbst oder Teile desselben und erleben dabei, wer wir gerade sind oder wer wir im Begriff zu werden sind. Wir selbst sind dabei nicht nur Aufführende, sondern auch Kritiker unser selbst, legen Rechenschaft ab, schaffen uns Motivation und Ermutigung zum Weitermachen. Wir definieren uns selbst nach unseren eigenen Maßstäben, ohne zu fragen, was denn die anderen über uns denken.

Aufführungen in diesem Sinn dienen dem Selbstzweck, der Selbsterfüllung. Diese Art der Selbstdarstellung ist für viele Menschen völlig ausreichend und zufriedenstellend, sie brauchen keine äußere Motivation und müssen nicht im Rampenlicht der Öffentlichkeit stehen. Es genügt ihnen, sich an ihrem Spiel zu erfreuen und es zu genießen, vor sich selbst ihr Können und Tun unter Beweis zu stellen, sie brauchen kein Publikum, sondern sind sich selbst alles in einem – Aufführende und Publikum zugleich. Sie sind auch in der Regel frei von Lampenfieber, weil eine wichtige Quelle dafür fehlt – die Bewertung von außen.

Private Aufführungen dieser Art finden wir bei allen gesunden Kindern. Sie erfinden Lieder, tanzen, mimen, dichten, spielen Theaterstücke, Rollen oder mit Puppen. Im Laufe des Entwicklungsgeschehens können sich diese Ausdrucksmöglichkeiten entfalten oder unterdrückt und behindert werden. Auffallend ist jedenfalls, daß wir Erlebnisse dieser Art schon bei Jugendlichen und vor allem bei Erwachsenen viel seltener finden. Liegt das daran, daß ältere Menschen solchen Beschäftigungen weniger nachgehen, oder fällt es ihnen schwerer, diese Form der Beschäftigung als solche zu erkennen? Oder ist das ein Zeichen unserer Zeit, daß wir nur noch das bemerken und hoch bewerten, was sich vor den Augen der Öffentlichkeit abspielt? Oder, um im Jargon unserer Zeit zu sprechen: Zählt nur noch das, was »etwas bringt«?

Dieser kleine Ausflug in das Reich der privaten Aufführungen, ohne die unsere Welt sehr viel ärmer wäre, sollte deutlich machen, daß es private Bekenntnisse und Äußerungen gibt, die nur sehr wenig oder gar kein Lampenfieber produzieren, und daß es Menschen gibt, denen diese Art privater Kostproben ihrer Persönlichkeit völlig ausreichen.

Wir wollen uns aber mit den Menschen beschäftigen, die ihr Licht nicht »unter den Scheffel stellen«, die den Mut oder das Bedürfnis haben, sich öffentlich zu zeigen, und sich damit Situationen der Selbstdarstellung aussetzen, die psychologisch hoch brisant sein können. Was ich damit meine, können Sie leicht nachvollziehen, wenn Sie sich vorstellen, Sie müßten bei einer Feier eine kleine Ansprache halten. Sie erheben sich, alle Augen sind auf Sie gerichtet, schlagartig wird es still im Raum. Sie atmen einmal tief durch und beginnen zunächst etwas verhalten, dann mit immer sicherer werdender Stimme ... Einem aufmerksamen Beobachter würde nicht entgehen, daß Sie in diesen ersten Momenten eine Reihe von körperlichen Veränderungen erfahren – ein leichtes Zittern, nervöse Hände, eine minimale Unruhe in den Beinen ... Sie selbst werden vielleicht auch feststellen, daß Ihr Befinden sich schlagartig verändert und in ein gewisses Spannungsgefühl umschlägt, sobald Sie im Zentrum der Aufmerksamkeit stehen. Ich erlebe es immer wieder, daß schon allein das Wort »öffentlich auftreten« Unruhe, Verlegenheit oder Abwehr auslöst. Tatsächlich kostet es Energie und Mut, sich öffentlich zu zeigen, und die bange Frage: »Wie stehe ich vor den anderen da?« läßt sich nun einmal nicht einfach wegwischen – auch wenn wir uns noch so abgeklärt und durch nichts zu irritieren geben. Sie kann auch nicht abgetan werden als rein neurotische Reaktion. Im Gegenteil, in einer Welt, in der Scheinen und Dafür-gehalten-Werden alles gelten – Sein so gut wie nichts –, in einer Welt, in der man öffentlich vor allem schöne, tüchtige, effiziente und selbstsichere Menschen trifft, in solch einer Welt geht es den Gefühlen an den Kragen, den Gefühlen für einen selbst und für den anderen. In solch einer Welt ist es bezeichnend, daß man sich störende Gefühle vom Leib hält, unterstützt durch eine Bücherflut mit Erfolgsbotschaften, daß man sich »auf Leichtigkeit des Seins« trainiert, indem man sich durch nichts und niemanden aus dem Gleichgewicht bringen lassen möchte. In einer solchen Welt haben Angst und Lampenfieber einen schweren Stand, würde man sie doch am liebsten den Grüblern und Schwierigen zuschreiben. Wer oben schwimmen will, kann sich solche Gefühle nicht leisten, der muß den Tiefgang vermeiden und darf sich nicht irritieren lassen durch ineffiziente Gefühle.

Aber diese Gefühle sind nun einmal da und wollen ernst genommen werden. Wer bereit ist, sich mit dem Woher dieser Gefühle auseinanderzusetzen, der ist gezwungen, sich zunächst einmal mit ihren Hintergründen zu befassen, denn diese Gefühle sind weder rätselhafte Schreckgespenste noch ein unabänderliches Schicksal. Sie haben Ursachen und Anlässe, die im Nährboden unserer Gesellschaft wurzeln.

Conditio humana: die Person im Rampenlicht und das Publikum

Im Gegensatz zu spontanen Zusammenkünften wird der Agierende bei Aufführungen mit Erwartungen behaftet. Er wird aber allein gelassen dabei, wie er mit den Folgen von Erwartungsdruck umgeht und fertig zu werden versucht.

Beschäftigen wir uns zunächst einmal mit dem, was eigentlich Aufführungen vor Publikum aus dem Strom menschlicher Begebenheiten heraushebt, um den Hintergrund von Lampenfieber zu beleuchten. Aufführungen sind soziale Situationen, die ihre Bedeutsamkeit durch die Gegenwart und Teilnahme von Zuschauern erhalten. Von Aufführungen wird erwartet, daß sie in anderen eine Erfahrung bewirken. Der Darsteller muß das aufmerksame Auge und Ohr des Publikums auf sich lenken, er muß Interesse wecken und Gefallen hervorrufen. Das Publikum will aus der kühlen Beobachterposition in einen Zustand versetzt werden, wo es gebannt, mitgerissen oder fasziniert wird. Es genügt demnach nicht, daß eine Darbietung technisch korrekt und einwandfrei ausgeführt wird, sie soll darüber hinaus auch interessant, spannend oder beeindruckend sein. Technische Perfektion stellt zwar zufrieden, aber sie hinterläßt keine bemerkenswerten Spuren in den Gedächtnissen der teilnehmenden Beobachter. Denken wir daran, wie die Zuschauermenge bei einem spannungsgeladenen, graziösen Ballspiel oder beim Schuß des entscheidenden Tors mitgerissen wird. Das Publikum will genießen, bewegt werden und neben dem Gefühl der Befriedigung auch in den Genuß einer ästhetischen Erfahrung kommen.

Jede Aufführung ist Kommunikation, weil sie Ausdruck ist. Sie läßt teilhaben an Bedeutungen, Kostproben und Erfahrungen von Menschen und stiftet auch Erfahrungen für die, die als Zuschauer oder Hörer daran teilnehmen. Grenzlinien, die Menschen voneinander trennen, werden durchbrochen, es wird Teilnahme und Teilhabe geschaffen. Der Moment der ästhetischen Erfahrung stellt sich aber erst ein, wenn das Material so bearbeitet wird, daß es zum aktivierenden und fruchtbaren Stoff für eine neue Erfahrung wird. Charakteristische Merkmale wie Kontinuität, Intensität, Konzentration, Spannung und Vitalität sind Bedingungen, die von einem Auftritt erwartet werden. Ob es sich also um eine Rede, ein Konzert oder eine Sportveranstaltung handelt, immer geht es um ein Ausbalancieren zwischen Wahrung des Vorangegangenen und damit Schaffung von Vertrautheit einerseits und Erneuerung und damit Vorantreibung von Entwicklung andererseits. Zuviel Vertrautheit wie auch zuviel Erneuerung wecken Widerstand im Publikum. Von der Person im Rampenlicht wird erwartet, daß sie für die Fortdauer von Werten und Gefühlen, für Solidarität und Normbestätigung sorgt, aber auch Samen und Funken für die Gärung von Neuem bietet. Das Publikum will sich einerseits repräsentiert wissen, um teilnehmen zu können, aber auch gleichzeitig teilhaben am Sich-Ausleben von unerprobten Möglichkeiten, Sehnsüchten, Begierden, die die Person im Rampenlicht stellvertretend repräsentiert.[1)]

Jede Darbietung trägt in sich ein Element der Epiphanie. Ein oder mehrere Aufführende treten aus ihrer Unsichtbarkeit heraus und enthüllen sich in die Wahrnehmbarkeit, wobei das Publikum zum Zeugen wird. Die sich vorführenden Personen werden zu mehr gemacht als sie sind: Sie werden bedeutsam gemacht und überhöht. Man zollt ihnen Respekt und Bewunderung, weil sie sich über die Menge herausheben und auffallen. Die Beziehung Publikum – Darsteller ist eine Tauschbeziehung, in der emotionelle Güter ausgetauscht werden. Das Publikum gibt Ansehen und erhält dadurch seine Bedeutsamkeit. Veranstaltungen inszenieren diesen Austausch, indem sie durch Zeit, Raum, Dekoration und Rollenverteilung dazu beitragen, daß die handelnde Person vom Zuschauer distanziert, mystifiziert und stilisiert wird. Im Gegensatz zu spontanen Zusammenkünften wird bei Aufführungen die Rolle der Agierenden im voraus definiert und vorstrukturiert. Dadurch wird der Agierende mit Erwartungen behaftet, die denen der Macht und Prominenz entsprechen. Hier liegt aber auch zugleich die Problematik des Individuums, das in eine abgesteckte Rolle verwiesen wird, die zwar Befriedigungsfunktionen, aber zugleich auch Repressionsfunktionen hat. Das Individuum wird allein gelassen dabei, wie es mit den Folgen von Erwartungsdruck und dem Zwang zum Erfolg umgeht und damit fertig zu werden versucht.[2)]

Die Überlagerung, die in jeder Darbietung vorhanden ist, dadurch daß etwas dargestellt wird vor den Augen und Ohren der anderen und somit auch etwas hergestellt wird – nämlich Kontakt, Begegnung oder Beziehung –, ist in allen zwischenmenschlichen Situationen vorhanden. Deshalb repräsentieren Veranstaltungen nicht nur kondensierte menschliche Ereignisse, sondern die Situation der menschlichen Gesellschaft überhaupt. Es werden kollektive Vorstellungen zur Schau gestellt und erhalten dadurch ein Moment der Spektakularität, d.h. sie erregen Aufsehen. Der bekannte englische Ausspruch verdeutlicht dies: »justice must not only be done, it must be seen to be done.« Sinngemäß übersetzt: Es genügt nicht, daß Gerechtigkeit existiert und gelebt wird, sie muß den Menschen auch sichtbar gemacht und demonstriert werden. Es genügt uns also nicht, zu wissen, daß manche Menschen sportlicher oder musikalischer sind als andere, wir wollen es auch vor Augen geführt bekommen, um daran teilhaben zu können. Sie tun etwas für uns, was wir alle gern hätten, wo wir alle gern wären. Sie sind herausgehoben aus der Masse – und wir mit ihnen.

Die »Helden«, die unserem Alltag Flügel oder manchmal nur Gesprächsstoff verleihen, stoßen bei aller Virtuosität im Verdrängen immer wieder auf eines: Angsthaben gilt nicht! Für Angst interessiert sich kein Publikum – im Gegenteil, man versucht sie zu tilgen mit life- und bodystyling. Spuren von Angstschweiß gelten als Peinlichkeit, aber dagegen gibt es ja neuerdings ein neutralisierendes Deo. Nur frage ich, wie lange kann man so tun als ob?

Soziokulturelle Hintergründe

Mit dem zunehmenden Sinnverlust der materiellen Welt und dem Bedeutungszuwachs des Imaginären und Visuellen erweist sich das Phänomen Lampenfieber als jener Rest, in dem ein Moment lebendiger Natur erhalten wird, der der applaudierenden Öffentlichkeit im allgemeinen verborgen bleibt.

Wie der einzelne mit seinem Lampenfieber umgeht, stellt in gewisser Weise eine Abspiegelung dessen dar, wie wir heute alle unsere Angst zu bewältigen oder ihr zu entfliehen versuchen. Erst wenn wir den Menschen in und mit seiner Welt sehen, mit seinen Rollen, Beziehungen, Gebundenheiten und Problemen, wird es möglich, persönliches Leid und kollektive Misere in ihrer Verflechtung zu verstehen. Eilfertiger Pragmatismus und die Abblendung des Eingebundenseins von Individuum und Welt erleichtern vielleicht die konkrete Intervention im Einzelfall, sie tragen aber nicht dazu bei, die Ursachen hinter den Ursachen aufzudecken. Was sie vermitteln, ist die Illusion, daß Lampenfieber wegtherapiert oder wegtrainiert werden könne, daß es für jedes Symptom irgendwelche Experten gäbe, die uns unsere Angstprobleme handhabbar und kalkulierbar machen könnten. Das heißt, ehe man wirklich näher hinschaut und sich der Publikumsangst stellt, hat man sie schon weggedrückt oder in ein berechenbares konkretes Problem verwandelt, hinter dem meiner Meinung nach eine viel umfassendere existentielle Angst steckt.

Nicht von ungefähr können wir immer wieder lesen: Wir leben im Zeitalter der Angst. Ein Blick in meine eigene Praxis bestätigt dies – mindestens die Hälfte meiner Patienten hat Angstprobleme. Angststörungen sind heute so verbreitet, daß Wissenschaftler von einer psycho-sozialen Volkskrankheit sprechen. Eine unüberschaubare Flut an Veröffentlichungen zu diesem Thema und die Tatsache, daß angstlösende Medikamente die am meisten verschriebenen Arzneimittel sind, erhärten diesen düsteren Eindruck.

Das allgemeine Angstthema unserer Zeit erhält seine spezifische Ausprägung nicht wie in früheren Epochen durch eine unberechenbare, ungezähmte äußere Natur, sondern durch die mit dem gesellschaftlichen Struktur- und Machtwandel einhergehende Angst vor anderen Menschen. Gerade weil wir in unserer Epoche erstmalig als Einzel-Individuen denkbar sind und damit an eine Möglichkeit der Unterscheidung und der Absetzung von anderen verwiesen sind, bekommt der andere für jeden einzelnen eine verstärkte Bedeutung. Indem sich die mittelalterliche Sicht der Verbundenheit von Selbst, Welt und anderen aufgelöst hat, tritt für den einzelnen das Getrenntsein, die Abgrenzung vom anderen in den Vordergrund. Wer nicht weiß, wer er ist, will sich zumindest unterscheiden. Was knapp ist, zeichnet aus, und das wollen schließlich alle.[1)]

Mit dem zunehmenden Sinnverlust der materiellen Welt und dem Bedeutungszuwachs des Imaginären und Visuellen – wodurch zwischenmenschliche Beziehungen im wesentlichen als imaginäre Beziehungen erscheinen – erweist sich das Phänomen Lampenfieber als jener Rest, der sich nicht vergesellschaften läßt, in dem ein Moment lebendiger Natur erhalten ist, der der applaudierenden Öffentlichkeit im allgemeinen verborgen bleibt – positiv gewendet, als Abwehr gegenüber gesellschaftlicher Zurichtung oder eben als Rest, der hinter die Kulissen verschoben ist und sich von da aus als Hindernis und damit als ambivalent erweist. Zwar ist Lampenfieber nicht unmittelbaren Sanktionen unterworfen, dafür aber um so massiver persönlichen Scham- und Schuldgefühlen.

Tatsache ist, daß der Mensch unserer Zeit sich täglich mehrere Stunden in imaginären Welten aufhält, indem er fernsieht, Videos und Filme sieht, Musik hört, Computerspiele ausklügelt. Folge davon ist, daß die meisten Menschen Erkenntnis nicht mehr am eigenen Leibe spüren und Emotionen nicht im wirklichen Leben ausdrücken, sondern im Imaginären erfahren und daher sich selbst und anderen fremd werden.[2)]

Dieser Mangel an Echtheit führt zu Realitätsverlust und damit auch zu Autonomieverlust, der zu einer überhöhten Abhängigkeit von der Einschätzung des anderen führt. Wir befinden uns heute in einem Spiegelstadium, in dem jeder tendenziell auf sich selbst und seine nur noch phantasierte Beziehung zum anderen zurückgeworfen ist, dessen Macht imaginiert wird. Die Macht, die dem anderen zugeschrieben wird, beruht nur teilweise auf realen Erfahrungen mit dem anderen, sondern resultiert vor allem aus verinnerlichten

Normen und Ängsten. Mit dem Blick und der Konstituierung des Ichs im Spiegel des anderen erhalten aber auch ästhetische Kategorien eine andere Bedeutung. Während das Visuelle in der Renaissance noch ein untergeordneter Sinn war, rückt es in unserer Zeit ins Zentrum. Wir leben im Bannkreis von Spiegeln, schreibt Lasch.[3)] Die Spiegel sind die Augen der anderen, und in dieser von Bildern behexten Welt, in der die für Berührung und Kontakt zuständigen Nahsinne verkümmern, ist es nur konsequent, wenn unser Leben näher an die Schauspielkunst rückt, so daß wir voreinander und schließlich auch vor uns selbst Theater spielen, bis die anderen und schließlich auch wir selbst an unser Spiel glauben. Das Schwinden der Nahsinne, der warmen Gefühlskräfte ist nur eine fatale Folge jenes längst vorhandenen Rückzuges der Wirklichkeit aus unserem Leben, in welchem der Schein, das So-tun-als-ob alles ist. In dem Maße, in dem die wirklich erfahrbare Welt für uns schrumpft, werden wir einander und uns selbst fremd, und die Welt wird eine einzige große, unbegriffene Gefahrenquelle. Coolsein ist »in«, auch wenn wir dabei frieren. Soziale Situationen werden zu Prüfungssituationen, zu »Warentests«, bei denen ein nicht unerheblicher Teil unserer Energie in die Abwehr von Ängsten fließt. Aber gerade diese Abwehr konfrontiert uns mehr denn je mit vorrationalen Ängsten, denen es um jeden Preis zu wehren gilt: den Ängsten vor Peinlichkeit und Reputationsverlust.

Der Krieg wider den Hauptfeind – die Angst – ist aber nicht zu gewinnen. Sosehr wir uns auch abstrampeln, wir können ihn nur zeitweilig vertreiben, denn Angst ist ein lebenserhaltender Mechanismus. Wollen wir aus dem Teufelskreis der Spiegel herauskommen, müssen wir die Brille der ökonomischen Wahrnehmung ablegen und wieder lernen, dem anderen und uns selbst als Mensch mit Fehlern und Schwächen zu begegnen. Eine der Aufgaben unserer Zeit heißt daher: Gefühle und Spuren des Persönlichen wieder in ihr Recht setzen. Der Respekt vor unseren Verletzlichkeiten und das Eingeständnis unserer Irrtümer und Schwächen könnten als Leitprinzipien fungieren in einer Gesellschaft, die dem Menschen ausdrücklich das gestattet, was er ohnehin nicht vermeiden kann.

»Wir alle spielen Theater«[1]

Wir alle sind über unsere Rollen in einem Spiel verbunden auf der Bühne des Lebens. Theaterrollen und Alltagsrollen haben zwar unterschiedliche reale Folgen, sie benötigen aber die gleichen Techniken und Ausdrucksrepertoires. Beide stehen in der Gefahr der Enthüllung.

Mit dem Reizwort »Lampenfieber« tauchen unweigerlich Begriffe aus der Theaterwelt auf: Rolle, Szene, Stück, Bühne. »Theatrum mundi« – »Die ganze Welt ist eine Bühne« – »Unser Leben ist ein Drama«. Vertraute Sätze, die schon fast abgegriffen klingen, die aber wohl einer menschlichen Grunderfahrung entsprechen. Schon seit der Antike bis in unsere Zeit finden sich Bühnenmetaphern zur Beschreibung menschlichen Lebens. Waren es früher die Götter, das Schicksal, Gespenster oder fremde Mächte, denen sich der Mensch ausgeliefert sah, so sind es heute die von der Gesellschaft vorgeschriebenen Rollen und Erwartungen, die der Mensch zu erfüllen hat.[2] Was früher Mächten zugeschrieben wurde, ist auf uns selbst zurückgefallen.

In unserer Alltagssprache finden wir zahlreiche Bühnenmetaphern: »eine Schau abziehen«, »aus der Rolle fallen«, »sich etwas vormachen«, »eine gute Figur abgeben«, »Theater spielen«, »die Rollen vertauschen«. Sie belegen, daß die Bühnensprache auch unsere Alltagserfahrungen beschreibt. Bedenkt man, daß das Wort Person in seiner ursprünglichen Bedeutung »Maske« bezeichnet, liegt darin wohl die Anerkennung, daß wir alle und überall mehr oder weniger bewußt eine Rolle spielen, mehr oder weniger bewußt auf der Bühne stehen. Bei all diesen Wendungen fällt auf, daß sie zur Kennzeichnung eines »Als-ob« benützt werden. Ihre Bedeutung ist eher negativ und wird dem entgegengehalten, was wir als die sogenannte »Realität« empfinden. Es fragt sich aber, ob eine gekonnte Schau nicht auch Realität ist, ob es nicht auch realistisch ist, wenn jemand gekonnt seine Rolle spielt, oder wenn uns selbst eine Rolle derart auf den Leib geschrieben ist, daß sie uns zur zweiten Natur wird. Andererseits wissen wir, daß es Unterschiede gibt zwischen Theaterrollen und sogenannten Alltagsrollen. Eine Theaterrolle ist eine Illusion und hat auch nicht die gleichen Folgen wie im Alltagsleben, wo unsere Rollen reale Konsequenzen haben – uns kann etwas geschehen. Was aber Theaterrolle und Alltagsrolle miteinander verbindet, ist die Tatsache, daß beide reale Techniken benötigen. Beide benützen Masken und standardisierte Ausdrucksrepertoires, beide stehen in der Gefahr einer Enthüllung.[3)]

Unsere Rollen

Unsere Schutz- und Verteidigungsmanöver, die wir zur Sicherung unseres Eindrucks bei anderen eingebaut haben, geben uns zwar eine gewisse Sicherheit, sie können aber unsere Ausstrahlung nicht absichern.

Von klein auf werden uns Rollen und Rollenmuster vorgespielt, gezeigt und abverlangt. Wir bekommen gute und schlechte Rollen, nutzvolle und unbrauchbare Rollen vermittelt. Manchmal werden wir in Rollen hineingezwängt. Manchmal übernehmen wir freiwillig die Rollen anderer, die durch Imitation in das eigene Rollenrepertoire eingeschmolzen werden. Jeder Mensch besitzt ein Repertoire an spielbaren Rollen und ein Inventar an jemals gespielten Rollen, die in unserem Gedächtnis eingegraben sind.[1] Die Fähigkeit, Rollen zu verkörpern, ist mit unserem Leib vorgegeben. Mit seinen grundlegenden Fähigkeiten der Nachahmung, der Spontaneität und der Kommunikation ist unser Leib mit der Fähigkeit zur Rollenübernahme von Geburt an ausgestattet.[2] In den Archiven des Leibes sind die verkörperbaren Rollen gespeichert, die erlebten Szenen und Stücke, mit ihnen erleben wir unser »In-der-Welt-Sein«, das sich innerhalb eines Spektrums vollzieht, das vom nivellierenden Miteinandersein bis hin zum abgekapselten Individualismus reichen kann. Petzold betont daher, daß der Leib als Ort der Verkörperung nicht nur persönlicher Leib (»my body«), sondern immer auch sozial durchtränkter Leib ist (»social body«).[3] Unser Selbst ist also niemals nur »privates« Selbst, es hat immer auch eine »öffentliche« Seite.

Hinter der Rolle befindet sich eine weitere Instanz – die Persönlichkeit –, mit der wir eine Rolle verkörpern und damit transzendieren.[4] Über unsere Persönlichkeit haben wir die Wahl, welche und in welchem Grad wir die angebotenen Rollen verkörpern wollen, die uns mit der Gesellschaft verbinden. Wir alle sind über unsere Rolle auf der Lebensbühne mit anderen Rollenträgern in einem Spiel verbunden. Ob wir uns nun im Zuschauerraum oder auf der Bühne aufhalten, wir befinden uns immer auf der Bühne, ob wir Spieler oder Zuschauer sind.

Gesellschaftliche Erwartungen finden ihren Niederschlag in konkreten Rollenmustern. Hier liegen aber auch die Wurzeln von Konflikten, die um die Frage kreisen, wie sich individuelle Kreativität und gesellschaftliche Zwänge aushandeln lassen. Es geht dabei um die Frage, wie sich persönlicher Sinn in den gesellschaftlichen Kontext einbinden läßt, ohne daß wir uns darin bis zur Unkenntlichkeit verlieren und auch ohne daß uns von der Gesellschaft von vorn herein die Rolle des »Ärgernisses« zugeteilt wird.[5]

Aus der Rollentheorie wissen wir, daß Rollen konfigurativ sind. Das heißt: Eine Rolle determiniert die andere. Darsteller sind so, weil das Publikum so ist; das Publikum ist so, weil Darsteller so sind, wie sie sind – eine wechselseitige Festlegung der Erwartungen. Hier liegt auch die Quelle von Rollenkonflikten, die aus unvereinbaren Forderungen und Erwartungen resultieren. Man denke an das Beispiel einer Frau, die gleichzeitig Mutter, Hausfrau und Arbeiterin ist und feststellen muß, daß sich ihre verschiedenen Rollen nicht vereinbaren lassen. Eine andere Konfliktquelle sind Rollenerwartungen, die im Konflikt mit eigenen Werten stehen. Als Beispiel denke ich an Musiker, die Werke zur Aufführung bringen sollen, die ihren eigenen Wertvorstellungen entgegenstehen. Als dritte Konfliktquelle sind Rollenerwartungen anzuführen, die mit Überforderung einhergehen. Das kann heißen, daß wir mit einem Bündel von Verpflichtungen konfrontiert werden, die von uns mehr fordern, als wir in der verfügbaren Zeit zu leisten in der Lage sind, oder auch, daß wir unklaren Rollenerwartungen oder Bewertungen der zu erledigenden Aufgabe ausgesetzt sind, deren Nichterfüllen aber reale oder vermeintliche Sanktionen nach sich zieht.

Wenn wir einen Vortrag halten, ein Konzert geben oder ein Produkt verkaufen, schlüpfen wir in eine bestimmte Rolle. Wir wollen ein bestimmtes Bild unserer Persönlichkeit abgeben, wir wollen ernst genommen werden. Die notwendige Stimmigkeit unseres Ausdrucks weist auf eine entscheidende Diskrepanz zwischen unserem Selbst und dem Bild der Persönlichkeit hin, das wir vor der Gesellschaft abgeben. Als Persönlichkeit vor einem Publikum zeichnen wir ein Portrait von uns, das beeindrucken soll. Deswegen verschleiern wir oder betonen wir gewisse Dinge, verbergen die Unstimmigkeiten unseres Gefühls und unseres Verhaltens. Wir treffen Vorsichts- und Sicherungsmaßnahmen, um unsere Projektionen vor anderen zu sichern oder um die Projektionen der anderen zu bewahren. Mit anderen Worten: Der Eindruck von Realität, den eine Darstellung weckt, ist äußerst zerbrechlich. Ein Ton in der falschen Tonart kann den Klang eines ganzen Konzertes zerstören. Die Sache wird noch unbequemer, wenn wir bedenken, daß unsere Kommunikation nur zum Teil kontrollierbar ist. Wir können zwar unsere Worte und Inhalte manipulieren, aber den Ausdruck, den wir ausstrahlen, über den haben wir nur wenig Macht und Kontrolle. Unsere Schutz- und Verteidigungsmanöver, die wir zur Sicherung unseres Eindrucks bei anderen aufgebaut haben, um eine Störung der Projektion zu verhindern, geben uns zwar eine gewisse Sicherheit, sie können aber den Ausdruck, den wir ausstrahlen, nicht absichern. Hier zeigt sich eine fundamentale Asymmetrie jeder »performance«. Als Darsteller sind wir uns nur unseres Ausdrucks bewußt, die Zuschauer können aber einen zweiten Kommunikationsstrom wahrnehmen – unsere Ausstrahlung. Die sogenannte »Privatheit« ist demnach eine Illusion, unsere Beobachter können an unserer Ausstrahlung ablesen, was in uns vorgeht.

Interessant ist die Beobachtung, daß in jeder Gesellschaft ein ausgeprägtes Interesse an Störungen oder Inkongruenzen auf diesem Gebiet herrscht. Der Vorrat an Geschichten über peinliche Situationen, Enthüllungen oder Warnungen scheint unermeßlich, wenn man bedenkt, wie viele Geselligkeiten von solchen Erzählungen leben als Quelle der Erheiterung, der Schadenfreude, als Ausdruck von Befürchtungen und Angst.

Lampenfieber und Rolle

Bleiben wir noch etwas bei der Rollentheorie und beleuchten wir das Phänomen Lampenfieber aus dieser Perspektive. Bei jedem Auftritt nimmt man die mit seinem Rollen-Selbst und die mit den anderen verknüpften Rollenerwartungen wahr. Daraus ergibt sich die Einstellung zur jeweiligen Rolle. Aus der persönlichen Einstellung zur Rolle, »sie ist mir wie auf den Leib geschrieben«, oder »diese Rolle fällt mir schwer«, formt sich ein spezifisches Rollenverhalten. Unser Selbstwertgefühl ist geprägt von den Rollen, die wir übernehmen, von unseren Einstellungen zu ihnen und deren Wertschätzung von außen. Wenn wir uns in einer bestimmten Rolle nicht wohl fühlen oder sie geringschätzen, leidet unser Selbstwertgefühl. Es leidet auch, wenn wir befürchten müssen, eine Rolle nicht adäquat ausführen zu können, und meist braucht es dann nicht viel, um uns zu verunsichern.

Auftrittssituationen sind oft ein Gemisch aus Attraktion und Vermeidung. Einerseits fasziniert uns das Gesehen- und Gehörtwerden als Herausforderung für unser Ego, andererseits befürchten wir das Exponiertsein, die mögliche Blamage und manchmal sogar den Erfolg. Wir sind wie gebannt von diesem Sowohl-Als-auch und damit nicht in der Lage, klar zu entscheiden, ob wir diese Rolle mit allen Konsequenzen annehmen oder sie abwerfen und weitergehen. Wir verharren in der Unentschiedenheit, und hier kann sich die Angst festsetzen. Unsere Energien können nicht ungehindert fließen, da sie von diesem Konflikt aufgesaugt werden, der häufig so lautet: »Ich möchte mich zeigen und Anerkennung gewinnen, aber ich möchte mich am liebsten verstekken.« »Ich habe keine Lust, ständig den Boss zu spielen, aber ich bekomme dafür so viel Zuwendung.«

Diese Art von Konflikt tritt auch dann auf, wenn wir gezwungen sind, Abläufe einer Rolle ständig zu wiederholen. Selbst wenn eine Rolle zunächst befriedigend ist, wird die Zeit, die ein Mensch es erträgt, sie immer wieder zu spielen, begrenzt sein. Vor allem Schauspieler und Musiker sind von dem Phänomen »Rollenmüdigkeit« betroffen, weil sie Abend für Abend derselben Routine ausgesetzt sind und weil man von ihnen erwartet, daß sie ihre Sättigung nicht zeigen.[1)] Man erwartet ja sogar, daß sie immer so spielen, als wäre es das erste Mal. Mein Orgellehrer gab mir den weisen Rat: »Spiel' ein Stück nie länger als drei Monate!« Ich glaube, er hat etwas Wahres erkannt.

Je weniger sich unsere öffentlichen Rollen mit unseren privaten Rollen vereinbaren lassen, je mehr uns unsere öffentlichen Rollen reduzieren oder gar verkrüppeln, desto größer ist die Gefahr der Beeinträchtigung unserer Persönlichkeit. Auch der Konflikt mit unseren Mitspielern und dem Publikum hängt damit zusammen. Der Wunsch, vor Kollegen und Partnern »gut dazustehen«, erzeugt eine besondere Spannung, die bei manchen zu einem isolierten Ringen an einsamer Front führt, um einer möglichen Blamage vorzubeugen. Man möchte nicht teilhaben lassen an der Erarbeitung einer Rolle, weil man die Schadenfreude, den Neid oder den Zynismus der anderen fürchtet. Lieber allein, als mangelhaft oder mit Schwächen behaftet von anderen gesehen zu werden, lautet die Devise mancher Einzelkämpfer.

Dasselbe läßt sich auch für den Konflikt mit dem Publikum formulieren. Er kann zerstörerische Formen annehmen, wenn wir von uns erwarten, stets in Hochform zu sein, ständig etwas Neues zu bieten, uns ständig zu verbessern und in noch besserem Lichte dazustehen.

Der Hauptkonflikt liegt aber darin, daß die Rolle entsprechend ihrer Etymologie mit mehr oder weniger »konserviertem« Verhalten verbunden ist. Je nachdem, wie fest geprägt, rigide und gefroren eine Rolle ist, die die Gesellschaft uns aufzwingt, desto größer ist auch unser Widerstand. Je mehr wir durch vorgeformte Rollen von uns selbst weggeführt werden, desto mehr wächst unsere Abwehr und unsere Anfälligkeit für Ängste des Nicht-Genügens oder des Versagens. Illustrationen hierfür sind Rollen wie die des Schauspielers oder des klassischen Musikers, deren Partituren und Stücke festgelegt sind. Nehmen wir hingegen soziale Stereotype wie die des Arztes oder des Richters, so finden wir bei diesen Rollen weit weniger Lampenfieber, weil ihnen eine gewisse Spontaneität erlaubt wird.

Am anderen Ende des Rollenspektrums finden wir spontanes Rollenspiel bei Kindern, deren Schöpfungen frei und spontan sein dürfen. Ob sie Indianer, Rennfahrer oder Präsidenten spielen, sie trauen ihren eigenen Vorstellungen und Ideen und sind daher auch frei von Widerständen und Erwartungsängsten.

Lampenfieber steht also im Zusammenhang damit, wie fremd eine Rolle in bezug auf das eigene Selbst erlebt wird. Die Gefahr des Lampenfiebers steigt fast direkt proportional zur Rigidität und Geschlossenheit einer Rolle, die dem Individuum kaum Freiheitsgrade erlaubt.

Was können wir daraus für den Umgang mit Lampenfieber folgern? Der springende Punkt scheint mir zu sein, daß wir mindestens die ersten zwei Jahrzehnte unseres Lebens als Lernende und Nehmende, als Teil einer Lerngruppe oder Zuhörerschaft verbracht haben. Wir haben also geübt zuzuhören und aufzunehmen. Wenn wir nun als Erwachsene in der Rolle des Gebenden, des Vortragenden auftreten müssen, stellen wir fest, daß wir nur mangelhaft gelernt haben, diese Wende zu vollziehen. Wir sind nicht geübt darin, mit den veränderten Bedingungen der Vortragsrolle umzugehen. Denn diese Rolle verlangt von uns andere Fähigkeiten und Fertigkeiten als die, die wir in normalen Alltagsgesprächen geübt haben. Das Auftreten in der Öffentlichkeit verlangt eine veränderte Bewußtseinshaltung und Aufmerksamkeit, deren Regeln wir kennen müssen, um die Wendung zum führenden Verhalten vollziehen zu können. Zunächst einmal müssen wir unsere Rolle konzentriert wahrnehmen. Dazu gehört, daß wir anerkennen, daß wir etwas zu sagen haben, daß wir allein auf unserem Posten stehen und keine andere Wahl haben, als unsere Darbietung zu Ende zu führen. Es gibt kein Zurück, kein Noch-Nicht oder Später. Wenn das Flugzeug gestartet ist, muß es auch landen.

Wenn wir erst einmal wahrgenommen haben, welche Anforderungen die Rolle als Vortragender von uns verlangt, können wir einen Schritt weitergehen und uns damit auseinandersetzen, wie wir unsere Rolle beleben und verändern können. Mit anderen Worten: wie wir konservierte Rollenanforderungen mit persönlichen Inhalten füllen. Statt zur Konserve zum Spieler werden – das ist die Zielsetzung, die das Entdecken der eigenen Spontaneität, den Mut zum Ausprobieren oder auch das Risiko der Neubestimmung von Rollenerwartungen herausfordert.

Rolle und Persönlichkeit

Ohne eine Persönlichkeitstheorie können wir nicht die Frage beantworten: Was führt zu einer Persönlichkeit, die konstruktiv mit der Energie des Lampenfiebers umgehen kann?

Jedes Verständnis und jede Behandlung von Lampenfieber muß im Hintergrund ein Menschenbild haben, sie muß wissen, wie Persönlichkeit entsteht, wie sie aufgebaut ist und funktioniert. Ohne eine Persönlichkeitstheorie können wir die Frage nicht beantworten: Was führt zu einer gesunden Persönlichkeit? Oder auf unser Thema bezogen: Was führt zu einer Persönlichkeit, die konstruktiv mit der Energie des Lampenfiebers umgehen kann?

Die Metaphern, die im Zusammenhang mit Lampenfieber immer wieder auftauchen, wie »die anderen machen sich ein Bild von mir« oder »ich mache mir ein Bild von mir selbst«, beinhalten Vorstellungen von Persönlichkeit, die kulturell eingebettet sind. Nicht alle Kulturen kennen diese Metaphern, und im Lauf der Geschichte haben sich auch unsere Metaphern gewandelt. Persönlichkeit, wie wir sie heute verstehen, gab es noch nicht zu den Zeiten, wo Menschen in Horden oder ständischen Zusammenhängen lebten. Erst mit der Rennaissance entstand so etwas wie persönliche Biographie. Künstler begannen ihre Werke zu signieren, Wissenschaftler sich einen Namen zu machen, und architektonisch vollzog sich eine Trennung von privaten und öffentlichen Räumen. Die Bedeutung von persönlichem Eigentum, persönlicher Unterscheidung durch Kleidung, Kochkunst und Wohnung begann sich zu entfalten. Die Herauslösung des einzelnen aus seinem Verband ließ sein Handeln als eigene Kompetenz, als etwas Selbst-Erreichtes erscheinen. Mit der Zurückgeworfenheit des Menschen auf sich selbst erhält auch das Lampenfieber eine Dimension, bei der stärker – nicht ausschließlich – die Bildung der Persönlichkeit, der Identität in den Vordergrund rückt.

Wie entwickelt sich Persönlichkeit?[1)] Der Leib als Ausdruck des ganzen Menschen ist die Grundlage dessen, was wir als das individuelle »Selbst« bezeichnen. Alles, was uns widerfährt, unser Glück, unsere Lust, unsere Verletzungen und unsere Not, wird in unserem Leib gespeichert. In unserem Augenausdruck, unserem Kummerspeck, unseren Lachfalten und unseren Hirnengrammen werden die erlebten Szenen aufbewahrt und gewinnen Kraft für nachfolgende. Darin liegt das Wesen von Sozialisation: Wir verinnerlichen Rollen, Szenen und Stücke und damit Atmosphären, Stimmungen und Gefühle, die wir mit anderen durchlebt haben. Damit kann der Leib auch zum Ort möglicher Unterdrückung werden. Dann nämlich, wenn wir uns von unseren leiblichen Regungen entfremden. Die Kosten dafür sind hoch, leibliche Regungen degenerieren zu Symptomen – Zeichen entfremdeter Leiblichkeit. Ein Beispiel dafür ist unser expandierender Glaube an körperliche Fitness als Entscheidungskriterium für Lebensfragen. Man denke nur an den »programmierten« Jogger im Unterschied zum genießenden Waldläufer. Beide bewegen sich, aber der Unterschied ist gravierend. Der Jogger absolviert ein »Körperprogramm«, während der Waldläufer sein Wohlbefinden genießt und seine Leiblichkeit als Grundlage seiner menschlichen Existenz empfindet.

Mit wachsender Funktionsreife und den damit einhergehenden Lernprozessen auf der motorischen, emotionalen, sozialen und kognitiven Ebene bildet sich das Ich als Instanz bewußter Selbstwahrnehmung und Handlung. Das Ich nimmt wahr, wer oder wie ich bin, im Unterschied zum Selbst, das wahrnimmt, daß ich bin. Das Ich erkennt das Selbst, oder umgekehrt; durch das Ich vermag sich das Selbst zu erkennen: »Ich nehme mich selbst wahr« oder »Das habe ich selbst getan«. Das Ich als wahrnehmendes, handelndes, fühlendes und denkendes vermag auf das Selbst zu reflektieren, nimmt dessen Ausrichtung wahr und belegt sie mit Bildern und Vorstellungen über das Selbst: »Ich sehe mich selbst«, »Ich nehme mich wahr«. Durch die Wahrnehmung nach innen und Bewertungsprozesse entstehen Selbstbilder, die die Quelle für den Aufbau von Identität bilden.

Die andere Quelle sind die Rollenzuschreibungen und Erwartungen von außen. Das Bild, das andere von mir haben, die Identifizierungen von außen werden vom Ich wahrgenommen und mit Identifikationen belegt. Damit gewinnt die Einschätzung von außen, die ich wahrnehme oder vorwegnehme, für die Entwicklung von Identität entscheidende Bedeutung. Identität ist immer doppelgesichtig: Ich erkenne, wer ich bin (Identifikation), und ich werde erkannt (Identifizierung) von den Menschen meiner Umgebung als der, den sie immer sehen. Die Rollenzuschreibungen von außen werden für das Ich genauso wichtig wie die individuelle Verkörperung und Ausgestaltung dieser Rollen. Negative Zuschreibungen oder Erwartungen haben ihre Folgen für die Identität und können zum Angreifer von innen werden. Typisches Beispiel: »Von dem ist nicht viel zu erwarten« wird verinnerlicht zu »Ich schaffe es sowieso nicht«. Auch positive Erwartungen haben Konsequenzen, z.B. wenn die Öffentlichkeit einen Athleten zum Favoriten stempelt und damit Druck ausübt, der sich in Selbstdruck verwandelt und sich als Zwang »Ich muß gewinnen« äußert. Die Hoffnungen der anderen wiegen dann schwerer als die eigenen Wünsche und Bedürfnisse.

Die doppelte Bestimmung von Identität erfordert die Auseinandersetzung des Ichs mit den anderen. In der Auseinandersetzung mit den anderen lernen wir verstehen, wer wir sind, und warum wir so geworden sind, wie wir sind. Das beinhaltet Erinnerung und Vorgriff, Rollenmuster und Rollenentwurf. Von der natürlichen Identität des Kleinkindes zur rollengebundenen Identität des Schulkindes bis zur reifen Identität des Erwachsenen entwickeln wir lebenslang neue Facetten von Identität, überwinden und integrieren alte Facetten und gewinnen dadurch die Chance der Entfaltung und des Wachstums von Identität, die ja immer eingebunden ist in soziale Begegnungen, Beziehungen und Auseinandersetzungen. In diesem wechselseitigen Prozeß gewinnen wir unseren Standort. Es geht darum, bei sich selbst und mit anderen zu sein. So entsteht Sinn.

Ein Identitätsbegriff, der weder die Trennung noch die Verschmelzung mit dem Kollektiv vertritt, sondern integrativ ist, eröffnet neue Perspektiven für unsere Lampenfieberthematik. Er bietet Hilfestellung für Menschen, die jede »performance« als mögliche Beschädigung, als Verlust oder als Überflutung ihrer Identität erleben. Wenn wir Identität als lebenslange Praxis von Identität begreifen, sind wir nicht ein für allemal festgelegt auf eine starre Identität. Wir können biographischen Zwängen entgehen, indem wir ständig neuen Sinn gewinnen, Altes in Frage stellen oder bejahen und Neues einordnen.

Zur Phänomenologie des Lampenfiebers

Lampenfieber ist ein äußerst vielschichtiges Phänomen. Ein umfassendes Verständnis führt von den Phänomenen zu den Strukturen.

Nachdem wir nun die soziokulturellen und rollentheoretischen Hintergründe von Lampenfieber beleuchtet haben, nähern wir uns der inneren Landschaft des Lampenfiebers. Daten, Statistiken und Messungen können dabei zweifelsohne aufschlußreich sein, aber für ein umfassendes Verständnis dessen, was sich im einzelnen Menschen abspielt, wenn er Lampenfieber hat, taugen sie wenig. Ich greife daher auf eine Methode zurück – die Phänomenologie –, die zu Anfang dieses Jahrhunderts von Edmund Husserl, einem Wegbereiter des modernen Denkens, eingeführt wurde.[1)] Die Phänomenologie führt zu den »Sachen selbst« nicht mit Messungen, sondern über die unmittelbare, durch unsere Sinne zugängliche persönliche Erfahrung des einzelnen.

Alles, was in uns vorgeht – Gedanken, Gefühle, Handlungen –, hat mehrere Bedeutungsebenen. Sie sind verwoben und vielschichtig, weil wir keine Pappfiguren sind, die einfachen, linearen oder mechanistischen Gesetzmäßigkeiten gehorchen. In der Tat ist das Lampenfieber ein äußerst vielschichtiges Phänomen, vergleichbar einer Symphonie, in der viele Motive, Melodien und Rhythmen ineinander verwoben sind. Die Sprache des Lampenfiebers ist wie Musik, in der eine Stimme in uns mit anderen Stimmen kämpft, bald still und verhalten, bald schrill und laut – ein Kampf, der mit Versöhnung endet, zum Waffenstillstand führt oder unversöhnlich bleibt. Das bedeutet, daß Lampenfieber in seinen Grundzügen komplex und variabel ist, also eher eine Palette von Reaktionen als eine klar abgegrenzte Erscheinung. Ihr Hauptanteil ist die Angst. Dennoch ist Lampenfieber mehr als nur Angst. Was also ist Lampenfieber? Anstelle der Definition soll ein Beispiel Aufschluß geben.

Wie zeigt sich Lampenfieber?

Es gibt nicht *das* Lampenfieber, sondern so viele Arten von Lampenfieber, wie es Menschen gibt.

»... mein Herz klopft mir bis zum Hals, ich kann kaum noch atmen. Meine Knie zittern, und meine Hände sind klatschnaß. Ich kann nicht mehr klar denken und bin verwirrt. Ich habe das Gefühl, ich bin dieser Situation überhaupt nicht gewachsen, fühle mich hilflos und ausgeliefert. Nun kommt es heraus, wie ich mich selbst überschätzt habe. Oh, Schande!«

Was diese Betroffene beschreibt, ist ein typisches Lampenfiebermuster. Diese kurze Sequenz beginnt zunächst mit der Beschreibung von körperlichen Reaktionen, geht dann über zu kognitiven und emotionalen Reaktionen bis hin zur Beschreibung von Verhalten. Oberflächlich betrachtet, enthält die vorgebrachte Klage eine Palette von unangenehmen Körpersensationen, depressiven und ängstlichen Affekten und Verhaltensmustern, die sich auf mehreren Ebenen abspielen. Würde man dieses Muster tiefer ausloten, so könnte man ein höchst persönliches Muster entdecken, das eng verknüpft ist mit der Biographie, d.h. mit der Geschichte von Be- und Entwertungen, die diese Person erlebt hat.

Habe ich bisher behauptet, daß jeder Lampenfieber kennt, so muß ich diesen Satz nun revidieren: »Jeder kennt sein individuelles Lampenfieber.« Es gibt nicht *das* Lampenfieber, sondern so viele Arten von Lampenfieber, wie es Menschen gibt. Jeder hat sein unverwechselbares Lampenfieberprofil. Jeder hat seine eigenen inneren Resonanzen im Körperlichen, im Emotionalen, im Kognitiven, im Verhalten, der Phantasie und im Bereich erinnerter Szenen.

Dem außenstehenden Beobachter erschließt sich die innewohnende Sinnhaftigkeit dieses subjektiven Erlebens niemals ganz. Wir können uns dem Sinn des Lampenfiebers annähern, Facetten erkennen, aber schließlich entzieht es sich einem letzten Verstehen, einer definitiven Auslegung. Von außen können wir zwar Sinnzusammenhänge erfassen, indem wir uns die Bühnen, Szenen und Stücke eines Individuums vergegenwärtigen und verstehen lernen, dabei ist der innere Sinn aber immer reicher und vielfältiger als von außen erfaßbar. Dies hängt damit zusammen, daß Lampenfieber eingebettet ist in die Lebenswelt und Lebensgeschichte des einzelnen und nur von daher verstehbar wird. Dies ist eine Begrenzung, aber auch ein Reichtum zugleich. So bleibt Erkenntnis stets eine Entdeckungsreise in die verschiedenen inneren Landschaften von Menschen.

Vier charakteristische Reaktionsweisen von Lampenfieber

Jeder Betroffene weiß am besten, was er als Lampenfieber bezeichnet und wie sich sein Lampenfieber anfühlt. Zur besseren Orientierung möchte ich mich auf vier charakteristische Reaktionsweisen von Lampenfieber beschränken, die bei jedem einzelnen mehr oder weniger stark konzentriert auftreten und überwiegen können.

a) Körperliche Reaktionen

Lampenfieber ist zunächst einmal ein Körpererleben. Dieses Körpererleben kann sich vorwiegend kardial äußern, durch unregelmäßiges, rasches oder verstärktes Herzklopfen, vaskulär durch Blässe oder Erröten, muskulär durch Zittern, Muskelverspannungen oder weiche Knie, respiratorisch durch beschleunigte Atmung, Gefühl der Enge, gastrointestinal durch Magenschmerzen, Blähungen, Aufstoßen, Kloßgefühl im Hals oder Erbrechen. Als Reaktion des vegetativen Nervensystems kann es zu Schwitzen, weiten Pupillen oder Harndrang kommen, als Reaktion des zentralen Nervensystems zu Kopfschmerzen, Augenflattern, Schwindel oder Ohnmachtsgefühl.

b) Kognitive Reaktionen

Wir können uns nicht mehr konzentrieren, und unser Gedächtnis läßt uns im Stich. Wir vergessen Details oder sogar wichtige Schwerpunkte. Wir sind verwirrt bis hin zur totalen Denksperre, wir grübeln und sorgen uns, und unsere Gedanken kreisen um Gefahr, Bedrohung, um mögliche Niederlagen oder Katastrophen.

c) Emotionale Reaktionen

Wir fühlen uns angespannt, leicht reizbar und deprimiert. Beklemmungsgefühle und Angst treten auf, gekoppelt mit dem Gefühl, der Situation nicht gewachsen oder von ihr überwältigt zu sein. Ein Gefühl der Hilflosigkeit oder Scham kann sich ausbreiten. Panik oder Kontrollverlust können sich entwickeln und damit alte Gefühle aus der Kindheit wieder aufleben lassen.

d) Reaktionen im Verhalten

Wir können nur schlecht einschlafen, wachen häufiger inmitten der Nacht oder viel zu früh am Morgen auf. Uns vergeht der Appetit oder wir essen zwanghaft, um die Unruhe und Angst zu bekämpfen. Wir meiden bestimmte Situationen, weil uns alles überfordert, oder werden hektisch und betriebsam, gelähmt oder permanent erschöpft.

Auch wenn es zwischen Menschen gewisse Gemeinsamkeiten gibt, so verbergen sich doch hinter der Maske des Lampenfiebers unendlich viele Landschaften. Es stellt sich nun die Frage: Weshalb reagiert der eine mit Zittern und der andere mit Schweißausbrüchen, und ein dritter wird wie gelähmt? Vor allem bei Musikern ist es auffallend, daß sich ihr Lampenfieber als Hemmung meist auf die spezielle Spieltätigkeit auswirkt. So erleben Bläser Trockenheit im Mund, wodurch der Ansatz und die Blastechnik beeinträchtigt sind. Pianisten klagen über feuchte, kalte Hände und haben Angst, von den Tasten abzurutschen, Organisten befürchten weiche Knie, die die Treffsicherheit des Pedalspiels behindern, und Streicher fürchten ein Zittern des bogenführenden Armes. Oder denken wir an das Sprechen in der Öffentlichkeit, das in den USA derzeit als Hauptquelle für Lampenfieber gilt. Wie kommt es, daß wir ausgerechnet eine zittrige Stimme bekommen oder einen Kloß im Hals, also gerade das, was wir am wenigsten gebrauchen können?

Verletzlichkeit für Lampenfieber

Je spezialisierter, stilisierter und restriktiver wir uns auf eine Kompetenz oder Fertigkeit einlassen, desto verletzbarer werden wir genau an der Stelle, über die wir uns in unserem Können definieren.

Die Anfälligkeit für bestimmte individuelle Lampenfieberreaktionen hängt entscheidend von unserer Verletzlichkeit ab. Besonders künstlerische Berufe, also Berufe, die nicht zu den bodenständigen, existenznotwendigen Berufen gehören wie etwa Bäcker, Maurer oder Arzt, sind einer besonderen Verletzlichkeit ausgesetzt. Sie sind behaftet mit dem Fluidum des Illusionären, des Nicht-Lebensnotwendigen. Hinzu kommt, daß in diesen künstlerischen Berufen der Körper oder auch die Stimme in einer durch Training perfektionierten, spezialisierten und stilisierten Art und Weise eingesetzt wird, die weit über das hinausgeht, was für das tägliche Überleben notwendig wäre. Je spezialisierter und damit auch enger, stilisierter und restriktiver wir uns über eine bestimmte Kompetenz oder Fertigkeit definieren, z. B. als die Sängerin oder der Fallschirmspringer, desto verletzbarer werden wir auch genau an den Stellen, die über unser Können entscheiden. Unglücklicherweise produzieren also gerade jene Bereiche, auf die wir unseren Lebenseinsatz am meisten fixiert haben, unsere Angriffsflächen für Verletzlichkeit. Man denke nur an den Unterschied zwischen Zigeunermusikern und den klassischen Geigern. Während wir bei klassischen Geigern oft die Anstrengung harten Übens förmlich spüren können, ist es eine Freude zu beobachten, wie instinkthaft ein Zigeunermusiker sein Instrument handhabt und darauf vertraut, daß er mit seinen Zuhörern eine Verbindung eingeht.

Lampenfieber hängt also mit einer eng definierten Identifikation unseres Tuns und Könnens, mit Stereotypie von Bewegungsmustern, mit Stilisierung und Spezialisierung gewisser Funktionen unseres Körpers zusammen. Je enger solche Muster, über die wir uns definieren, desto verletzbarer werden wir, und umgekehrt: je weiter sie ausfallen, z. B. Chormitglied, Hausfrau, Kind, Single, desto weniger Angriffsfläche bieten wir für Lampenfieber.

Primitive Reaktionen auf Verletzlichkeit

Die phylogenetischen Programme, die in unserem Verhaltensrepertoire wirksam sind, sind zunächst biologisch sinnvolle Programme. Sie können aber zu Fehlfunktionen führen, da sie oft ohne Rücksicht auf die veränderten Umstände ablaufen.

Heute wissen wir, daß in unserem Nervensystem ein Verhaltensrepertoire eingebettet ist, das zurückreicht in unsere phylogenetische Vergangenheit. Die weitere Perpektive eines evolutionären Gesichtspunktes führt uns gerade beim Thema Lampenfieber zu einem tieferen Verständnis von individuellen und sozialen Fehlfunktionen. Lampenfieber ist nicht aus einem Vakuum entstanden, sondern das Ergebnis einer Umformung, Verfeinerung und Schärfung dessen, was bereits vorher im Reich tierischer Gesellschaften existierte. Wenn Lampenfieber Anfälle von Durchfall oder Übelkeit verursacht, so ist dies eine Neuauflage der Reaktionen unserer Vorfahren, die angesichts einer Gefahr ihren Magen entleerten, um so unbeschwerter durch Flucht ihr Leben vor Raubtieren zu retten. Wir haben uns zwar von den unmittelbaren Signalen der Natur entfernt, so daß unsere reflektorischen Reaktionen auf bestimmte Geschehnisse von symbolischen Bedeutungen, die wir diesen Geschehnissen beimessen, in Gang gesetzt werden. Dennoch besitzen wir auch heute noch archaische Reflexe, die besonders beim Lampenfieber zur Auswirkung kommen.

Drei »Fossilien« spielen hier eine besondere Rolle: Flucht (»Nichts wie weg hier«), Angriff (»Den Gegner vertreiben, draufschlagen«), Niederlage oder Hilflosigkeit (»Ducken und ruhig bleiben, bis die Luft wieder rein ist«). Sehen wir uns im Tierreich um, so finden wir in Gefahrensituationen dieselben Reaktionen, die wir auch kennen: Herzschlagbeschleunigung, Muskelanspannung, Hilflosigkeit, Teilnahmslosigkeit. Nur mit dem Unterschied, daß Tiere in stereotyper Weise auf ein Signal gemäß dem Verhalten ihrer Spezies reagieren, während dem Menschen mehrere Alternativen offen sind. Menschliche Reaktionen hängen weitgehend vom Ausmaß der persönlichen Betroffenheit ab, d. h. wie wir eine Situation auffassen und bewerten. Dabei spielt die soziale Wahrnehmung, die wir in unseren Primärgruppen ausgebildet und verinnerlicht haben, eine grundlegende Rolle.

Die phylogenetischen Programme, die in unserem Verhaltensrepertoire noch wirksam sind, sind zunächst biologisch sinnvolle Programme, weil sie uns ermöglichen, mit Vorsicht, Vermeidung oder Abwehr zu reagieren, und damit zum Gleichgewicht unseres Organismus beitragen. Sie können aber, da sie oft ohne Rücksicht auf die veränderten Umstände ablaufen, zu Fehlfunktionen führen. So kommt es, daß wir explosive Wut fühlen, wenn jemand uns den Vortritt nimmt, obwohl wir es nicht eilig haben, oder daß wir Angst empfinden, obwohl die Gefahr vielleicht erst in der Zukunft liegt, und vor Lampenfieber fast paralysiert sind, obwohl uns Wohlwollen entgegengebracht wird. Um das zu verstehen, müssen wir näher hinschauen, wie solche Alarmreaktionen entstehen.

Lampenfieber als Alarmreaktion des Gehirns

Belastungssituationen mobilisieren Reaktionsformen unserer älteren Hirnteile. Soziale Ängste verhindern die natürliche Funktion von Alarmreaktionen. Chronische Überaktivierung ist die Folge.

»Stellen Sie sich vor, Sie befänden sich vor einem wichtigen öffentlichen Auftritt... nehmen Sie wahr, was jetzt in Ihrem Körper passiert, wie Sie sich auf das Ereignis einstellen...«

Die erste Reaktion, die Sie vermutlich wahrnehmen, ist eine Veränderung Ihres Atemmusters. Ihr Körper ist angespannt, Sie beginnen vermehrt zu schwitzen, Ihre Hände beginnen unmerklich zu zittern, gleichzeitig können Sie nicht mehr klar denken, Sie sind verwirrt. Als »homo sapiens«, der gewohnt ist, sich höflich und den sozialen Normen entsprechend zu verhalten, benutzen Sie zwar nicht mehr Klauen und Eckzähne, aber Ihr Körper wäre bereit, zu fliehen oder zu kämpfen. Was ist da im einzelnen geschehen?

Wir nehmen das Signal »Auftritt« über unsere Sinnesorgane wahr, die es an das Gehirn weiterleiten. Dort wird das Signal von einer Art Verteilerstation im Zwischenhirn (Thalamus), das als das Tor des Bewußtseins gilt, an die Großhirnrinde (Neocortex) weitergeleitet an den Ort der bewußten Wahrnehmung und des Denkens. Hier werden die Sinnesreize zu Begriffen und Bildern zusammengesetzt und an das limbische System weitergefunkt. Es erfolgt eine Bewertung der Situation: Bedrohung, Gefahr, Angst – und die Wahl eines passenden Verhaltensprogramms, das sowohl erlernt als auch angeboren sein kann. Über den Hypothalamus, der in der Mitte des Gehirns liegt und alle vegetativen Prozesse steuert, und die Hypophyse, die die Hormonproduktion im Körper steuert, wird der Körper auf elektrochemischem Weg durch Auslösung einer Sympathicusreaktion auf die Gefahr vorbereitet. Die Aktivität des Sympathicus ist Teil des autonomen Nervensystems und zielt auf direkte, unmittelbare Tätigkeit. Unter seinem Einfluß wird beim Programm »Alarm« oder »Abwehr« das Blut in die tieferen Muskelbereiche gepumpt, es kommt zu hormonalen Veränderungen. Adrenalin und Noradrenalin werden ausgeschüttet, die eine Blutdruckssteigerung bewirken, so daß sich die Pulsfrequenz erhöht und die Atmung beschleunigt – der ganze Körper ist in Sekundenbruchteilen auf Verteidigung eingestellt. Nach erfolgter Abwehr- oder Fluchthandlung, bei der die mobilisierte Energie verbraucht wird, setzt eine Entspannungsreaktion (Parasympathicus) ein.

Belastungssituationen haben die Tendenz, Reaktionsformen älterer Hirnteile zu mobilisieren. Der Nachteil dieser Prozesse: Es besteht die Gefahr von Störungen oder Fehlalarm, weil unser Neocortex, der jüngste Teil des Gehirns, mit dem wir denken, urteilen, sprechen, von den starken Signalen des limbischen Systems oft derart überlagert wird, daß er nicht mehr so funktioniert, wie er sollte.

Tatsächlich werden wir heute nicht mehr von Raubtieren angegriffen, denen wir entfliehen oder die wir angreifen müssen, sondern wir fühlen uns heute, in einer Gesellschaft, die die Menschen zu Glück und Erfolg verpflichtet, eher bedroht, wenn wir das Gefühl haben, uns lächerlich zu machen oder zu versagen. Am meisten fürchten wir, verlassen oder abgelehnt zu werden. In solchen Situationen ignorieren oder unterdrücken viele Menschen ihre Alarmsignale, behandeln sie als etwas Störendes oder Abnormes und verlernen dadurch, ihre Bedeutung zu verstehen. Sie sprechen von Schlafmangel, wenn sie die Angst nachts um die Ruhe bringt, sie nennen es Müdigkeit, wenn sie sich am liebsten verstecken und fliehen wollten. Wenn alle Erklärungen abgenutzt sind, bleibt immer noch unser Hauptschuldiger – das Wetter. Je mehr wir diese körperlichen Signale, die auf erhöhte Erregung hinweisen, bagatellisieren und bekämpfen, desto hartnäckiger und deutlicher wird ihre Sprache: erweiterte Pupillen, angespannter Kiefer bis hin zum nächtlichen Zähneknirschen, Nackenverspannungen, flache Atmung, hochgezogene Schultern und eine gespannte Körperhaltung.

Das Bild der Alarmsignale als einer biologisch zweckmäßigen Reaktion auf Gefahren und Bedrohungen, verbunden mit der Aktivierung von Abwehr- und Schutzreaktionen, wird in Frage gestellt, wenn man an die inneren Bedrohungsquellen durch Vorstellungen und Phantasien denkt, die sich in den empfindlichen Störungen des Lampenfiebers ausdrücken. Für den Beobachter wirkt das Verhalten eines Lampenfiebergeplagten übertrieben und unangepaßt, für den Betroffenen scheint es, als würden seine älteren Hirnregionen ihn weiterhin zu Flucht oder Angriff treiben, obwohl dies im allgemeinen weder möglich noch notwendig ist.

Angst und Lampenfieber bewegen sich innerhalb eines Spektrums von angepaßten Vorgängen, die der Bewältigung von Herausforderungen angemessen sind, und unangepaßten Vorgängen, die diese Bewältigungschancen eher vermindern. Warum sind wir Menschen mehr als andere Spezies so anfällig für solche Vorgänge? Die Koexistenz unserer drei aufeinanderfolgenden Gehirnteile sorgt zunächst einmal für alternative Reaktionen, die nicht notwendigerweise zu disharmonischen Reaktionen führen müssen. Dafür sprechen auch die Kulturen, die anders als unsere nicht unter jenen psychosomatischen Reaktionen leiden, wie wir sie kennen. Also müssen wir etwas ausholen, um diese Frage zu beantworten:

Der Mensch unserer Zeit ist das Resultat einer 60 000 bis 100 000 Jahre dauernden Selbstdomestikation. Befriedigten die sozialen Anpassungen, die den Säugern angemessen waren, auch die frühmenschlichen Jäger und Sammler, so veränderte sich die Umwelt durch den Ackerbau und die Viehzucht drastisch. Die Bevölkerungsdichte und die Nahrungsvorräte nahmen enorm zu, Infektionen entstanden, weil der Mensch biologisch darauf nicht vorbereitet war. Die natürliche Auslese begünstigte die Individuen, die sich in der Menge wohl fühlten, hinterließ aber auch die weniger Angepaßten, denen die Dichte des modernen gedrängten Lebens emotionelle Probleme bereitet. Körperliche und seelische Schäden sind die Folge dieser dichteabhängigen Streßreaktionen, denn in vielen von uns – den weniger Angepaßten – leben noch Verhaltensmuster, die mehr den archaischen Reaktionen der in kleinen Gruppen lebenden Jäger und Sammler entsprechen.[1)] Von daher betrachtet ist unser modernes Leben eine Revolution, eine Verletzung der Gesetze des Abstandes, eine totale Umkippung. Tiere besitzen diesen ursprünglichen Instinkt, sie wahren Abstand und würden eher hungern, als einen bestimmten Abstand aufzugeben. Wir haben uns daran gewöhnt, die Verletzung der alten, dem Menschen zuträglichen Abstände und ihre verhängnisvollen pragmatischen Neuvermessungen ungefragt hinzunehmen. Wir würden nicht einmal zugeben, daß wir unter zuviel Nähe leiden. Wir nehmen künstliche Abstände ein – die vielbeklagte und -begehrte Anonymität –, so daß das Nahe uns fern rückt und fremd wird. Wir lassen uns überwältigen vom Fernen, Fremden und deshalb Beängstigenden, ohne zu wissen, daß das eine Gefühl das andere erzeugt. Gezwungen, in dieser räumlichen Anhäufung zu leben, bleibt uns also gar nichts anderes, als so zu tun, als würde man einander nicht kennen. Wir täuschen die uns natürliche, das heißt unseren Bedürfnissen entsprechende Situation vor.

Trotz der weitgehenden Verbreitung psychologischen Wissens hat unsere Gesellschaft mit ihrem Sturm auf Abstände und der daraus resultierenden Verbreitung sozialer Ängste Schranken und Tabus errichtet, die die natürlichen Funktionen von Alarmreaktionen verhindern. Da der entwickelte »Dampf« nicht entweichen kann, bleibt die hormonale und autonome Alarmreaktion unbeschränkt lange bestehen. Wie beim Tier im Käfig bleiben unsere Muskeln angespannt, wir stehen unter Strom und produzieren Symptome, die einer nicht abklingenden Erregung entsprechen. Eine chronische Überaktivierung kann unsere Organe angreifen, der Weg wird frei für psychosomatische Erkrankungen. Problematisch werden unsere Alarmreaktionen, wenn wir sie nicht genügend beachten, ihnen daher auch nicht den nötigen Ausdruck verleihen und somit die lebensnotwendige Abfuhr selbst boykottieren. Das bedeutet, daß wir wieder lernen müssen, Unsicherheit und Angst zuzulassen, und für ein angemessenes Gefühl von Geborgenheit und Schutz sorgen müssen, denn das ist die Sprache – anstelle rationaler Kontrolle –, die unsere älteren Hirnteile verstehen.

Lampenfieberspezifische Einstellungen

Aufschlußreiche Verstehenshilfen ergeben sich aus der Schatzkiste des Volksmundes und aus dem Bereich der Psychosomatik.

Alarmreaktionen bei Auftrittssituationen liefern zwar Hinweise auf die Entstehung von Lampenfieber, sie erklären aber nicht seine spezifischen Ausdrucksformen. Es scheint, als ob in den Körper- und Wahrnehmungsprozessen, die sich mit den vielfältigen Lampenfieberreaktionen ausdrücken, alles wörtlich genommen wird. Wir reagieren mit Lampenfieber, unabhängig davon, ob es sich um real vorhandene, um vorgestellte, phantasierte oder vermutete Befürchtungen oder Erwartungen handelt. Wie kommt es nun, daß manche mit dem Magen und Darm, andere mit Kreislaufstörungen und wieder andere mit Heißhungersymptomen reagieren? Weshalb werden spezifische Situationen mit bestimmten Symptomen beantwortet? Ein umfassendes Erklärungsmodell zu dieser Frage liegt bisher noch nicht vor. Es gibt zwar eine Reihe von Statistiken und Messungen bei Sportlern und Musikern, aber eine befriedigende Theorie steht noch aus. Aufschlußreiche Verstehenshilfen ergeben sich jedoch aus der Schatzkiste des Volksmundes – aus unserer Umgangssprache – und aus dem Bereich der Psychosomatik.

Es gibt zahlreiche Redensarten, die typisch sind für Lampenfiebersituationen. Verstehbar wird hier die Beziehung zwischen Gefühlen, Situationen und körperlichen Reaktionen:

Mir bleibt die Luft weg.

Es verschlägt mir die Sprache.

Es schnürt mir die Kehle zu.

Mir bleibt die Spucke weg.

Ich bekomme kalte Füße.

Wenn das in die Hose geht...

Mir sitzt etwas im Nacken.

Mir dreht sich der Magen um.

Halte dich steif.

Ich habe Schiß davor.

Da habe ich mir etwas aufgehalst.

Das macht mich noch ganz krank.

Jemand, der sagen kann, daß er »Schiß« hat, kommt seiner Person näher, als wenn er sich unter dem lateinischen Etikett »Diarrhoe« einordnen läßt. Gefühle und Körpergeschehen sind untrennbar verbunden und schaffen einen Sinnzusammenhang, der in die Richtung dessen weist, was uns fehlt und was wir brauchen. Jemand, der vor einem Auftritt sagt, daß ihm die Luft wegbleibt, kann damit beispielsweise andeuten, daß er sich überfordert fühlt. Unser Körper gibt uns Signale. Wenn wir sie nicht übergehen, entdecken wir persönliche Erkenntnis und verborgenen Sinn, der uns nicht nur zeigt, was uns fehlt, sondern auch, was uns helfen kann.

Lampenfieberspezifische Konflikte

Jeder Mensch hat sein »Angst-Organ«, an dem sich das Lampenfieber festmacht. Entscheidend für unsere Körperreaktionen auf Belastungssituationen ist unsere innere Haltung und das Ausmaß an persönlicher Betroffenheit.

Vereinfacht gesagt, gibt es zwei grundlegende Reaktionsmuster auf Lampenfieber: Es gibt Menschen, die vor allem mit Gefühlen von Kampfbereitschaft, Konkurrenz, Aggression reagieren, die vor allem mit Symathicusreaktionen zusammenhängen, und andere, die eher mit Bedürfnissen nach Rückzug, Schutz und Hilflosigkeit reagieren, die also vor allem mit Parasympathicusreaktionen zusammenhängen.[1)] Aufschlußreich war für mich, daß Männer beim Stichwort »Auftritt« mehr zu Sympathicusreaktionen und Frauen zu Parasympathicusreaktionen neigen. Der »Sympathicustyp« reagiert mit kaltem Schweiß, Pupillenerweiterung, Händezittern, beschleunigter Atmung oder Kopfschmerz, während der »Parasympathicustyp« mit Müdigkeit, Deprimiertheit, Unansprechbarkeit, Erschöpfung, Verstopfung und Magenbeschwerden reagiert.

Entscheidend für unsere körperlichen Reaktionen auf öffentliche Belastungssituationen ist unsere innere Haltung und das Ausmaß an persönlicher Betroffenheit, das wir einem Ereignis gegenüber einnehmen. Es geht also darum, wie wir das Ereignis bewerten und damit umgehen. Unsere körperlichen Reaktionen nehmen unsere Einstellung wörtlich und repräsentieren unsere innere Haltung direkt durch Organsprache. Der Körper wählt Organe, die mit dem Erleben in einer Einheit verbunden sind. Anders gesagt: Aus der Organsprache erhalten wir sinnvolle und entschlüsselbare Antworten auf empfundene Belastungen. Gefühle und Haltungen haben ihre eigenen körperlichen Begleiter, die über das vegetative Nervensystem zustande kommen. Das Nervensystem ist mehr als nur ein Empfänger von Reizen, es reguliert auch das Verhältnis des Individuums zu seiner Gruppe. Was man als sozialen Druck oder Notwendigkeit der Anpassung bezeichnet, verspürt das Individuum als seelische Empfindung, die durch neurophysiologische Prozesse aktiviert wird. Jonas bezeichnet daher das Nervensystem als Mittler zwischen dem Individuum und seiner Gruppe.[2)]

In meinen Gesprächen über Lampenfieber konnte ich zahlreiche charakteristische Symptome sammeln, die den engen Zusammenhang zwischen persönlicher Einstellung zu einem Ereignis und den jeweiligen begleitenden körperlichen Prozessen verdeutlichen. Eine Zusammenstellung der am häufigsten vorkommenden Reaktionen im Zusammenhang mit bestimmten inneren Haltungen möchte ich nun darstellen.

Kalte und feuchte Hände treten häufig auf, wenn die Person Aktionen ausführen muß, jedoch unsicher ist, weil sie nicht ausreichend vorbereitet ist oder nicht genau weiß, was zu tun ist. Kalte Hände haben mit Rückzug zu tun, mit der Angst, loszulassen, zu vertrauen und sich zu offenbaren (»Faß mich bloß nicht an«). Extrem kalte Hände können auch mit aggressiven Impulsen zusammenhängen (»Am liebsten würde ich zuschlagen«). Sie sind das Ergebnis von Gefäßverengungen, die einen Wärmeverlust bewirken. Für aufwendige Aktivitäten kann das wünschenswert sein, für feinmotorische Aktionen ist es eher hinderlich.

Durchfall hängt oft mit dem Wunsch zusammen, eine unangenehme Situation möglichst schnell loszuwerden. Man möchte sich von einer Situtation befreien und sie zu Ende bringen (»Ach, wenn dieses Konzert nur schon vorbei wäre«). Das Gegenteil, die **Verstopfung,** tritt eher auf, wenn jemand entschlossen ist, eine Situation durchzuhalten und daran festzuhalten (»Egal wie es ausgeht, ich bleibe dabei«).

Muskelspannungen erhalten eine Bedeutung, wenn man sie unter dem Aspekt einer defensiven Geste betrachtet. Wenn der Mensch einen imaginären »Schlag« erwartet, dann spannt er die Muskeln des Kopfes, der Brust und des Bauches, eine Schutzreaktion, um die Gefahr einer Verwundung zu verringern (»Es ist, als ob mir die Hände gebunden wären«). Zu dieser Gruppe gehören vor allem Nackenschmerzen, die häufig auftreten, wenn eine Person sich vor einer Situation schämt. Als archaisches Überbleibsel der Unterwerfungsgeste senken wir den Kopf, wenn wir uns schämen oder gedemütigt fühlen. Unser urteilendes Gehirn löst aber einen Gegenbefehl aus, den Kopf hochzuhalten. Die Nakkenmuskeln erhalten widersprüchliche Botschaften, verspannen sich und schmerzen (»Halt den Nacken steif«, »Kopf hoch!«).

Diese Beispiele verdeutlichen, wie spezifische Symptome als symbolische Sprache des Körpers verstanden werden können. Gefühle, Haltungen und Körperreaktionen verlaufen gleichzeitig und haben ihre Wurzeln im inneren Milieu unseres Organismus. Eine eindeutige Zuordnung ist natürlich nicht immer festzustellen, aber es gibt charakteristische Muster und Beobachtungen, die uns zumindest wichtige Ansatzpunkte für den Umgang mit Lampenfieber geben. Grundsätzlich können wir jetzt schon festhalten, daß die Betroffenen lernen müssen, das »Nein«, das sie bisher mit ihren Symptomen ausgedrückt haben, zunächst zu beachten, um die Zusammenhänge zwischen Gefühlen und Körper zu erkennen, so daß die blockierte Eigenbewegung entdeckt und freigesetzt werden kann.

Psychologische Aspekte des Lampenfiebers

Im Lampenfieber meldet sich ein Ungleichgewicht zwischen Anforderungen und Bewältigungsmöglichkeiten.

Lampenfieber ist nicht nur ein fester Bestandteil unseres evolutionären Erbes und an gewisse Alarmeinrichtungen unseres Körpers gebunden, die mit der Erhaltung unserer Existenz zu tun haben. Lampenfieber ist auch der spezifische Ausdruck einer Angst gegenüber bestimmten Situationen, die wir als bedrohlich für unsere persönliche Integrität einstufen. Man muß sich fragen, warum Lampenfieber nicht bei jedem Menschen mit gleicher Heftigkeit durchbricht und warum manche Menschen in Auftrittssituationen Gefahren vermuten, die für andere nicht gegeben sind. Neben den äußeren Auslösern müssen also auch innere Auslöser hinzutreten, die in der Persönlichkeitsgeschichte des Individuums zu suchen sind. Die allgemeine Funktion des Lampenfiebers scheint darin zu liegen, ein Ungleichgewicht zwischen bestehenden oder erwarteten Anforderungen bestimmter öffentlicher Situationen und unseren auf Selbstbewahrung ausgerichteten Bewältigungsmöglichkeiten zu melden. Das Ungleichgewicht kann einerseits darin liegen, mögliche Bedrohungen oder Erwartungen aus der Umwelt nicht kontrollieren zu können, oder mögliche Bedrohungen der persönlichen Integrität als Verlust der Selbstkontrolle zu erwarten. In beiden Fällen ist Lampenfieber ein Vorgefühl, das eine Schranke errichtet vor der Ungewißheit der Zukunft.

Letztlich steht Lampenfieber im Zusammenhang mit unserem tiefen Wissen um unser Ausgeliefertsein an all das Ungewisse, Unkontrollierbare, Unwägbare – den Seiltanz des Lebens.

Gelegentlich begegnet man Menschen, die unter Alltagsbedingungen durchaus den Eindruck machen, sich äußern zu können, die aber als Vortragende plötzlich panikartiges Lampenfieber überfällt, während in der gleichen Situation sonst nervöse Menschen eine bewundernswerte Ruhe an den Tag legen. Manchmal haben selbst Menschen, die als Redner Exempel an Selbstsicherheit verkörpern, rasendes Lampenfieber, wenn sie vor Freunden Klavier spielen sollen. Dies zeigt, daß die gleiche Situation für jeden Menschen einen anderen Stellenwert haben kann, der abhängig ist von der persönlichen Betroffenheit des Individuums.

Fragt man nach dem gemeinsamen Nenner von Lampenfiebersituationen, so muß man differenzieren zwischen Situationen, die stark sozialen Charakter haben, wie z. B. Festreden, Konzerte, und anderen Situationen, in denen das Publikum nur eine geringen Rolle spielt, wie z. B. beim Fallschirmspringen oder Sportschießen. Es sind weiterhin Situationen, in denen Selbstbehauptung verlangt ist, in denen man dem Urteil anderer ausgesetzt ist und bewertet wird. Der Zukunftsbezug ist ein entscheidendes Merkmal solcher Situationen, wobei es wesentlich ist, ob es sich um eine Situation handelt, die großen Einfluß auf unser Schicksal hat, wie z. B. eine Bewerbungssituation oder Prüfung, oder um eine Situation mit geringer Bedeutung für unsere Zukunft, wie z. B. bei Hauskonzerten oder Freundschaftsspielen unter Fußballern. Besonders prädestiniert für Lampenfieber sind Situationen, die Gefahren für unser Selbstwertgefühl, die den Verlust der Zuwendung wichtiger Bezugspersonen oder auch materieller Güter bedeuten können.

Erwartungen

Erwartungen, die wir außen phantasieren, schlagen als verselbständigte, manchmal sogar monströse Macht auf uns selbst zurück und werden zu eigenen Erwartungen, die noch perfektionistischer sind als die, die uns von außen begegnen.

Lampenfieber bezieht sich immer mehr oder weniger auf einen äußeren Richter – auf Personen oder Gruppen, die Erwartungen an uns richten. Das können Eltern, Lehrer, Kollegen, Vorgesetzte oder ein mehr oder weniger großes Publikum sein. Manchmal wissen wir, aber vornehmlich vermuten und phantasieren wir, was andere von uns erwarten, und fühlen uns deswegen unter Druck oder unter Beweispflicht. Wir schreiben anderen nicht nur Erwartungen zu, sondern auch eine Reihe von be- und verurteilenden Rollen, besonders die Rolle des Kritikers, des Strafenden, des Richters oder des Zensors. Erwartungen, die wir außen phantasieren, schlagen als verselbständigte, manchmal sogar monströse Macht auf uns selbst zurück und werden zu eigenen Erwartungen, die noch wesentlich strenger und perfektionistischer sind als die, die uns von außen begegnen. Ein falsches Wort, ein ausgerutschter Ton, ein Patzer, der von den Zuhörern oft nicht einmal bemerkt wird, plustern sich zu Katastrophen auf, weil die eigenen grandiosen Erwartungen derart hochgeschraubt und unbarmherzig sind. Diese hohen Erwartungen hängen zunächst einmal damit zusammen, daß wir unser Bestes geben wollen. Gerade deswegen suchen wir förmlich nach dem, was wir als schlecht, als »Fehler« werten. Wir wollen beweisen, daß wir gut sind, daß wir etwas Sehens- und Hörenswertes zu bieten haben und den phantasierten oder realen Erwartungen gerecht werden können. Wenn wir gut sind, sind wir Sieger, wenn wir versagen, dann stehen wir auf der Seite der Verlierer und somit im Mißkredit. Besonders vor Auftritten kulminieren diese Erwartungsängste, bei manchen schon Tage vorher, sie klingen aber ziemlich rasch nach dem Auftritt wieder ab. Im Gegensatz zu diffusen Ängsten haben wir es hier mit kurzlebigen, um ein Ereignis herum zentrierten Ängsten zu tun, in denen sich neben den behindernden Einflüssen aber auch eine Form von Respekt vor den Idealen und Werten unserer Gesellschaft ausdrückt.

Im Laufe unserer Entwicklung werden Erwartungen, die unsere nächsten Bezugspersonen an uns richten, verinnerlicht, also zu einem Teil unseres Selbst. Es führt eine Linie von äußeren Erwartungen, angefangen von der Angst vor den Erwartungen der Mutter, später der Autoritätspersonen, zur Angst vor dem, was man als das »innere Auge«, das beobachtende Auge des Gewissens oder die inneren Stimmen nennen könnte.[1)] Hier werden äußere Erwartungen reflektiert und verstärkt durch innere Erwartungen, die sich als innere Stimmen zu eigenen Persönlichkeitszügen verdichten und den prüfend abwägenden Blick oder drohenden Ton der Elterninstanzen ersetzen. Obwohl viele Psychotherapieformen mehr von den Schattenseiten dieser inneren Stimmen – man denke an den Begriff »Über-Ich« (Freud) oder »Schatten« (Jung) – ausgehen, verinnerlichen wir auch die guten, fürsorglichen Seiten unserer Eltern. Nur fallen uns die kritischen, anklägerischen Stimmen mehr auf, weil sie uns beeinträchtigen und einengen. Beim Lampenfieber zentrieren sich diese inneren Prüfer und Richter vor allem um eine fundamentale Trias: der innere Kritiker, der Zweifler und der Angsthase. Interessanterweise sind gerade diese inneren Stimmen das Gegenteil der Qualitäten, die wir bei Auftritten wertschätzen, nämlich Selbstsicherheit, Überzeugungskraft und Mut – unsere inneren Freunde. Obwohl diese beiden inneren Stimmparteien widersprüchlich erscheinen, so hängen sie doch voneinander ab und brauchen einander. Wie soll ich wissen, was Selbstsicherheit ist, wenn ich nicht auch Selbstkritik kenne? Oder ein anderer Vergleich: Wie kann ich wissen, was Hunger ist, wenn ich nicht auch Sattheit kenne? Erst wenn ich beide Seiten der Medaille kenne, kann ich mein persönliches Maß finden. Zwei Prinzipien kommen hier zur Auswirkung: das Prinzip der Polaritäten – die Gestalttherapie spricht hier von »Top-Dog« und »Under-Dog« – und das Prinzip der Integration, der Versöhnung der beiden Teile.

Betrachten wir das Lampenfieber nochmals unter diesem Blickwinkel, so geschieht folgendes: Je näher unser Auftritt rückt, desto mehr beginnen wir an unseren Fähigkeiten zu zweifeln, gewissen selbstauferlegten oder von außen gestellten Erwartungen zu genügen; wir zweifeln an unseren Fähigkeiten und Fertigkeiten und schließlich an uns selbst und verurteilen uns auch noch dafür. Die ganze Parade unserer inneren Richter erhebt ihre Zeigefinger und übertönt unsere »inneren Beistände«, mit denen sie ursprünglich Kontakt suchten, so daß sie völlig überhört werden und nicht zu Wort kommen können.[2)] Es kann kein Dialog und damit auch keine Versöhnung stattfinden – statt dessen zittern wir und bekommen bleierne Füße.

Lampenfieber hat viele Gesichter

Ein integrativer Ansatz kommt den komplexen Ansprüchen der Behandlung von Lampenfieber am ehesten entgegen.

Lampenfieber zeigt sich an der Schnittstelle zwischen beabsichtigter Selbstdarstellung, die sich je nach Anspruch zwischen Gut-, Besser- oder Ideal-sein-Wollen bewegt, und der Wahrnehmung eines möglichen Nichterreichens vor Zeugen. Lampenfieber antizipiert die möglichen Folgen unserer selbstgewählten Zurschaustellung. Es ist aber gerade jene angstvolle Erwartung, die das Ausbrechen des Lampenfiebers geradezu herbeiruft. Sie zwingt uns, unsere Aufmerksamkeit von der Situation oder Aufgabe umzulenken und nach innen zu richten. Selbstbezogene besorgte Gedanken, in der amerikanischen Prüfungsangst-Forschung auch »Worry-Faktor« genannt, führen zur gesteigerten Selbstzentrierung und ziehen gerade das an, was wir am meisten fürchten.[1)] Wenn wir zweifeln, ob wir »es« schaffen, ist Leistungsabfall die Folge. Wenn wir das Lachen der Spötter befürchten, hemmen wir unsere Spontaneität. Mißerfolgsangst schafft Mißerfolge. In der Tat gibt es ein Heer von Schulversagern, die nicht etwa wegen mangelnder Intelligenz, sondern aus Angst vor Mißerfolg versagen. Natürlich kann man nicht abstreiten, daß es Lehrer gibt, deren pädagogisches Geschick dem Abbau von Mißerfolgsängsten nicht gerade dienlich ist. Aber in der Regel sind es die hohen Leistungserwartungen der Eltern, die die Mißerfolgsangst bei Kindern oft schon vor der Schulzeit auslösen. Zu strenge Reinlichkeitsforderungen, Ordnungsprinzipien oder Geschicklichkeitserwartungen können bereits in den ersten Lebensjahren zu Mißerfolgsangst führen, so daß Kinder schon früh die Botschaft lernen: »Du bist nur etwas wert, wenn du etwas leistest.« Viele Eltern wollen es nicht wahrhaben, daß sie es waren, die die übertriebene Angst ihres Kindes in Gang gesetzt haben. Verbergen sich doch hinter ihren Leistungsforderungen oft unbewußte Motive, die mit der eigenen verdrängten Angst vor Mißerfolg zusammenhängen.

Eine mögliche Erklärung wäre, daß unsere Mißerfolgsangst angeboren ist, daß es einfach mehr oder weniger Angst-disponierte Menschen gibt. Würde diese These stimmen, so hätten wir keine Chance, unser Lampenfieber abzubauen. Dagegen spricht auch, daß wir im Laufe unserer Geschichte gegenüber verschiedenen Situationen unsere Angst überwunden haben, z. B. die Angst vor dem Wasser, vor der Schule. Die behavioristischen Ansätze, vor allem aus den

USA, beantworten diese Frage mit der Kernaussage, daß Lampenfieber erlerntes und durch Wiederholung konditioniertes Verhalten sei und daher auch wieder verlernt werden könne. Die kognitiven Modelle und die sogenannten Attributionsforscher gehen noch weiter: Sie nehmen an, daß Angst erst entsteht, wenn die Bewältigungsstrategien für eine bestimmte Situation nicht ausreichen.[2)] Die Unfähigkeit, eine Situation zu bewältigen, wird als angstauslösend erlebt. Sie nehmen an, daß der Mensch sich seine Hilflosigkeit selbst zuschreibt und sich daraus ein ängstliches Vermeidungsverhalten als Schutz des Selbstwertgefühls entwickelt. Auch wenn diese Modelle einleuchtende Erklärungen zur Entstehung von Lampenfieber bieten, so stellt sich doch die Frage: Warum hört dann das Lampenfieber nicht von selbst auf, wenn wir doch immer wieder feststellen, daß es nicht berechtigt war? Nach der Lern- und Verhaltenstheorie müßte ja Lampenfieber verlernt werden, wenn wir wiederholt lernen, daß kein Grund dafür besteht.

Die Wirkweise menschlicher Ängste scheint differenzierter und komplexer zu sein, so daß ein ausschließlich »kognitiver look« keine perfekte Lösung des Lampenfieberproblems bieten kann. Bei Lampenfieber treten Symptome auf mehreren Ebenen auf, wir haben es mit einem komplexen Reaktionsmuster zu tun. Bei den einen mögen es erlernte Ängste sein, bei anderen die Verdrängung traumatischer Selbstunwerterfahrungen und bei den dritten eher organische Überreaktionen. Meist sind es mehrere Faktoren, die sich gegenseitig hochschaukeln.

Lampenfieber hat viele Gesichter, und dies hat auch Konsequenzen für die Behandlung. War es früher eine Streitfrage, ob man grundsätzlich eher Verfahren der Psychoanalyse, der Gesprächstherapie, der Verhaltenstherapie oder der allgemeinen Erregungsdämpfung anwenden sollte, scheinen heute mehrdimensionale, integrative Behandlungsmodelle in den Vordergrund zu rücken, die vor allem deswegen erfolgversprechend sind, weil sie nicht nur symptomzentriert ausgerichtet sind, sondern den ganzen Menschen mit seinen individuellen Äußerungsformen ins Auge fassen. Meine Praxiserfahrung hat gezeigt, daß ein integrativer Ansatz den komplexen Ansprüchen, die die Behandlung von Lampenfieber umfaßt, am ehesten entgegenkommt, zumal bei einer solchen Ausrichtung nicht nur reparative, lindernde, sondern auch fördernde, die Phantasie und Sensibilität entfaltende Prozesse in Gang gesetzt werden. Bevor wir uns mit diesen vielschichtigen Prozessen auseinandersetzen, möchte ich die seelischen Hintergründe des Lampenfiebers weiter ausloten und um einen Schlüsselbegriff zentrieren: unser Selbstwertgefühl.

Bewertung und Selbstwertgefühl

Die Angst, sich bloßzustellen, resultiert aus der Spannung zwischen dem, wie ich von außen bewertet werde, dem, was ich früher an Bewertungen vermittelt bekam, und dem, wie ich mich selbst wertschätze.

Damit kommen wir zum Kern dessen, was unser Lampenfieber ausmacht: die Angst, sich bloßzustellen, das Gesicht zu verlieren, so daß auf peinliche Art ans Licht kommt, was und wer wir sind. Da es in der Regel Menschen trifft, die sich selbst ins Rampenlicht stellen, trifft die Entblößung noch schwerwiegender, da ein helles Licht darauf geworfen wird, wie sehr man sich selbst überschätzt hat. Überschätzt man sich und wird dabei ertappt, so schrumpft das Selbstgefühl, und es entsteht die Beschämung der Niederlage oder Zurückweisung. Ein wichtiger Konflikt des Lampenfieberspektrums ist also der zwischen nach außen oder nach innen gerichteten Machtansprüchen und dem Gewahrwerden der eigenen Schwäche, besonders weil dies öffentlich geschieht. Am meisten fürchten wir das Lachen der anderen, denn wir haben ja entschieden, uns ins Rampenlicht zu stellen, wir sind selbst schuld.

Lampenfieber betrifft im Kern das Selbstgefühl und bezieht sich immer auf die Trias: Wert, Macht und Versagen, also auf sehr verletzliche Aspekte unseres Selbst. Je tiefer diese Konflikte sind, desto mehr rühren sie an das Selbstwertgefühl und desto massiver werden Ängste ausgelöst und Schutzmaßnahmen nötig sein. Der Inhalt jener Konflikte gruppiert sich um verschiedene Themen: »Ich bin bedeutungslos und kann niemandem etwas wert sein«, »ich bin schwach und hilflos und versage in Wettbewerbssituationen«, »ich bin nicht vollkommen, sondern klein und häßlich«, »ich habe Angst, mich lächerlich zu machen«. Bei diesen typischen Aussagen stellt sich die Frage: Wer bewertet denn da? Wenn ich meinen Klienten diese Frage stelle, so finde ich stets drei Bewertungsinstanzen: die anderen (Publikum, Gruppe, Vorgesetzte), frühere Bezugspersonen und ich selbst. Die Angst, sich bloßzustellen, resultiert daher aus der Spannung zwischen dem, wie ich von außen bewertet werde, dem, was ich früher an Bewertungen vermittelt bekam, und dem, wie ich mich selbst einschätze. Oder anders gesagt: aus der Spannung zwischen dem, was erwartet wird, dem, wie ich gesehen werden will, und dem, was ich an mir selbst wahrnehme. Ein wesentlicher Aspekt dabei ist die öffentliche Entdeckung: Alle Augen scheinen auf uns zu starren, nur den Vorteil des Verschwindens erstreben wir: am liebsten in den Erdboden versinken. Wir wünschen uns weg aus dem Bannkreis unserer Richter oder einfach nur derer, die uns mit ihrer Anwesenheit beschämen.

Die andere Frage, die sich stellt: Nach welchen Kriterien wird hier gewertet? Sind das realitätsgerechte Kriterien oder Verzerrungen und irrationale Erwartungen, wie z. B. »ich muß von allen geliebt und akzeptiert werden«, »ich muß immer kompetent und erfolgreich sein«, »ich werde nur geachtet, wenn mein Auftritt perfekt ist«. Die Qualität dieser Aussagen wird von dem Idealbild, das ich von mir selbst besitze – so wie ich sein möchte –, wesentlich beeinflußt. Waren es ursprünglich Elterngestalten, die unser Wunschbild geprägt haben, indem sie uns und wir sie idealisiert haben, so werden diese Ideale im Lauf der Entwicklung zum Leitbild eigenen Verhaltens, zu eigenen inneren Erwartungen. Je unrealistischer die Erwartungen der Eltern, nicht nur die äußeren, ausgesprochenen, sondern vor allem auch die unausgesprochenen Erwartungen, und je mehr sie die emotionale Welt des Kindes verleugnen, desto größer wird die Diskrepanz zwischen dem »idealen Kind« und dem »realen Kind«. Diese verinnerlichten Erwartungen machen sich dann häufig an anderen Menschen, an Vorgesetzten oder am Publikum fest mit der oft typischen Frage: »Was denken sie von mir?«

Idealisierungen können zu Höchstleistungen anspornen, sie können aber auch blockierend sein, wenn Eltern ihr Kind mit idealisierten Erwartungen überfordern und damit den Boden für ständige Enttäuschungen und Angst vor entwertenden Reaktionen bereiten. Je größer die Spannung zwischen dem, wie ich sein möchte und der Wahrnehmung dessen, was und wie ich bin, desto mehr wird man Bloßstellung und daher auch Lampenfieber befürchten.

Starallüren

Die gnadenlose Selbstentwertung wie auch ihr Gegenteil, die Selbstüberschätzung, wurzelt in eigenen Größenvorstellungen.

Konflikte, die sich auf das Idealbild und das »Größenselbst« beziehen, sind erkennbar daran, daß sie globalen Charakter besitzen.[1] Dies hängt damit zusammen, daß sie in einer Zeit entstanden sind, in der die ursprüngliche gegenseitige Beeinflussung von globalen Affekten, Wünschen und Bildern gezeichnet war, eine Zeit, in der der Säugling das ein und alles seiner Bezugspersonen war. Nach Kohut stellt das Größenselbst eine Fixierung auf eine archaische Stufe des Selbst dar, wo das Kind sich erlebt, als könne es in magischer Weise die Welt beherrschen – eine Periode der Illusion unbegrenzter Allmacht und des Stolzes über den Erwerb grandioser Fähigkeiten.[2] Normalerweise hält dieser Überschwang nicht lange an, mit beginnender Reife ist das Kind in der Lage, Begrenzungen zu erkennen und anzunehmen, so daß das Größenselbst in ein mehr oder weniger realitätsangemessenes Selbstwertgefühl übergeht. Wenn diese Integration gestört ist, dann entsteht der Nährboden für Größenphantasien, die Gier nach Bewunderung und das schier bodenlose Gefühl, eine »Null« zu sein, wenn diese ausbleibt. Fast in jedem Menschen schlummern bis zu einem gewissen Grad solche »Allüren«, die aber, getragen von einem relativ stabilen Ich-Gefühl, lediglich zu mehr oder weniger ausgeprägten Selbstwertschwankungen führen. Gefährlicher und verführerischer ist die Plage solcher Größenphantasien bei den sogenannten »Starallüren«, wie sie aus der Welt der Oper, des Fußballs, des Theaters und des Films uns täglich vor Augen geführt werden. Solange diese »Stars« oder »Favoriten« hofiert und hochgejubelt werden von unseren projizierten Träumen und Wünschen, genügt der Glanz in den Augen des Publikums; bleibt diese Bestätigung aus, so können oft gerade die leuchtendsten Sterne vom Himmel fallen, wie uns das die Geschichte zahlloser Stars zeigt, auf denen manchmal die Hoffnungen ganzer Nationen lagen.

Lampenfieber wird vom Größenselbst genährt in Form von intensiven Forderungen nach Perfektion und Überansprüchen. Im günstigsten Fall können diese als Schrittmacher von Höchsterfolgen dienen, im ungünstigsten Fall durch ihre übersteigerten Forderungen erreichbare Ziele verhindern. Die grenzenlosen Anforderungen des Größenselbst wirken sich gerade in den Bereichen des Sich-Zeigens blockierend aus, weil sie jede Selbstdarstellung und jeden Selbstausdruck mit unerbittlicher Kritik verfolgen. Diese gnadenlose Selbstentwertung wie auch ihr Gegenteil – die Überschätzung mancher Leistungsmenschen, die glauben, nur durch ihr Tun für andere einen Anspruch auf Zuneigung zu haben – wurzeln in eigenen Größenvorstellungen. Man braucht nur hinter die Bühnenkulissen kurz vor einer Aufführung zu sehen, um das Drama von Grandiosität und Selbstentwertung im Zeitraffer zu verfolgen. Fast möchte man den Darsteller auf die Bühne schieben, weil er paralysiert ist vor Angst, als stünde sein Leben auf dem Spiel. Symbolisch gesehen steht es auch auf dem Spiel, denn je ausgeprägter die Identifikation mit dem Größenselbst, desto mehr wird die Bestätigung von außen lebensnotwendig, desto größer die Gefahr des Selbstverlusts und die dahinter steckende Angst vor Liebesentzug.

Vielen Menschen, die sich ins Rampenlicht stellen, sind solche Größenphantasien eher peinlich. Zunächst spielt die Peinlichkeit eine Rolle, mit seinen Phantasien entlarvt zu werden und als unbescheiden zu gelten. Gesellt sich ihnen eine starke Neigung zum Rivalisieren hinzu, so erhöht sich die Empfindlichkeit für eigene Unzulänglichkeiten ins Uferlose. Schließlich wird auch der Umgang mit Applaus und Bewunderung zur Gratwanderung zwischen Scham und der dahinterliegenden Gier nach Bewunderung und »grandeur«. Einerseits fürchtet man sich vor Bewunderung, andererseits sucht man sie unermüdlich und ist zutiefst gekränkt, wenn ein Echo ausbleibt.

Wir alle brauchen Echo und Resonanz. Gefährlich wird es, wenn dieses Bedürfnis zur Abhängigkeit ausartet. Für die Ausbildung eines gesunden Selbstwertgefühls kommt es deshalb auf ein einfühlsames Eingehen und Abgestimmtsein auf die Bedürfnisse des Kindes und seiner Bezugsperson an. Unser Selbstwertgefühl hängt entscheidend von erfahrenen

Be- und Entwertungen ab, die uns von klein auf entgegengebracht werden. Die Entstehung und frühe lebensgeschichtliche Entwicklung der jeweiligen Ausprägung des Selbstwertgefühls soll daher nun etwas näher beleuchtet werden.

Alte und neue Szenen

Werden schon früh entwertende Szenen und Atmosphären eingeprägt, so sind die Weichen gestellt für eine nachteilige Entfaltung des Selbstgefühls, für Konflikte im Bereich des Sich-Zeigens und Sich-Ausdrückens.

Der »Spiegel« der Augen und des Gesichts liebevoller Bezugspersonen bildet die Grundlage für die Fähigkeit, einen der Persönlichkeit entsprechenden Platz zu erobern, sich ohne übertriebene Hemmung zu zeigen, gesehen zu werden, andere durch Selbstdarstellung zu faszinieren, zu beeindrucken und sich zu exponieren.[1)] Das Bedürfnis, im Glanz der Augen des Publikums gesehen zu werden, zu faszinieren oder zu bezaubern, hat seinen Ursprung auf dieser frühen Bühne. Es ist wohl einleuchtend, daß es einen großen Unterschied macht, ob ich gelernt habe, daß ich Spielraum habe und mich auch in Anwesenheit anderer ausdrücken darf, oder ob meine expressiven Gehversuche auf kalte Blicke, Gleichgültigkeit oder kontrollierende Übergriffe trafen. Anders gesagt: Werden schon früh ab- oder entwertende Szenen und Atmosphären eingeprägt, so sind die Weichen gestellt für eine nachteilige Entfaltung des Selbstgefühls und Selbstbildes, für Konflikte und Verletzlichkeiten im Bereich der Wahrnehmung und des Wahrgenommenwerdens, im Bereich des Sich-Zeigens und Sich-Ausdrückens. Klüfte tun sich auf zwischen dem, wie ich mich erlebe, und dem, was die anderen von mir erwarten, oder zwischen dem, wie ich bin und wie ich lieber sein möchte. Erwartungen und Realität scheinen nicht übereinzustimmen, man beginnt der eigenen Wahrnehmung und dem eigenen Ausdruck zu mißtrauen. Sieg wie Niederlage, Macht wie Ohnmacht, Liebe wie Ungeliebtsein, Wert wie Bedeutungslosigkeit – all dies wird auf dieser frühen Bühne von Wahrnehmung und Ausdruck zwischen Eltern und Kind ausgetragen. Sämtliche Szenen der Blickdialoge, der musikalischen Dialoge der Stimmen, der Rhythmik gegenseitigen Ausdrucks sinken in den Hintergrund des Gedächtnisses und wirken von da aus in die Gegenwart. Konstelliert sich in der Gegenwart eine ähnliche Szene, so werden alte Szenen auf der neuen Bühne wieder wach und beeinflussen das Hier und Jetzt. Die Einsicht in die Verknüpfung von vergangenen Szenen mit ihren Atmosphären und deren Vergegenwärtigung in neuen Szenen schafft das, was wir als die »eigene Geschichte« bezeichnen mit der dazugehörigen Kontinuität und Verhaltenssicherheit, sie birgt aber auch die Gefahr des Fixiertseins auf alte Lösungen, wenn ich mir der Wirkung alter Muster nicht bewußt werde, oder indem ich alte Szenen und Szenenfolgen immer wiederholen muß, obwohl die Gegenwart nach neuen Lösungen verlangt.

Im Lampenfieber kondensieren sich nicht nur aktuelle Erwartungen und Ängste, sondern vergangene Atmosphären, Szenen werden mitaktualisiert, fließen »unbewußt« oder »mitbewußt« in die Situation hier und jetzt ein. Diese zeitliche Dimension bedingt, daß jede Lampenfieberszene zwar neu, aber niemals ganz neu ist. Wir reinszenieren nicht nur Szenen, sondern auch deren Form und Gestalt, die sich zu bestimmten Strukturen verdichten, die ebenfalls verinnerlicht worden sind.[2)] Solche Strukturen können in den unterschiedlichsten Situationen hervorgerufen werden und sind dann als gleichartig erkennbar, z. B. »immer die gleichen Fehler«, »mal wieder typische Reaktion«, »schon wieder«. Die überdauernde Qualität dieser Strukturen gewährt zwar

Kontinuität, sie – und das ist ihre Schattenseite – kann sich aber auch zu verfestigten, verkrusteten Wiederholungsmustern entwickeln, die ein lebendiges, flexibles Reagieren verhindern. An sich sind solche Strukturen weder negativ noch krankhaft, sie werden es erst dann, wenn sie unbewußt wirkend jede neue Situation deterministisch bestimmen und damit unseren Ausdrucks- und Handlungsspielraum einengen oder gar behindern.

Panikartiges, überflutendes Lampenfieber läßt darauf schließen, daß aus den »Archiven des Leibes« frühe Angst- oder Entwertungsatmosphären hochgeschwemmt werden, man wird »konfluent«, überflutet von Gefühlsströmen, Unsagbarem, die das beobachtende Ich überwältigen. Hier spielt die Lebenskarriere – die Karriere des Scheiterns und die Karriere des Gelingens, die Kette negativer und positiver Erfahrungen –, die zu einer mehr oder weniger stabilen Identität führt, eine entscheidende Rolle. Im Kontext des Lampenfiebers hat die Geschichte meiner erfahrenen Entwertungen eine wesentliche Bedeutung, denn jeder Auftritt konfrontiert mich mit innerer und äußerer Bewertung. Das angstvolle Verhalten bei Auftritten muß nicht notwendigerweise das Ergebnis persönlicher Erfahrungen oder Widerfahrnisse sein; es kann sich auch um die Erfahrung von Bezugspersonen handeln, an denen ich als Beobachter teilhatte. Für manchen genügt schon die Beobachtung, wie beispielsweise ein Freund oder ein Geschwisterteil von den Eltern oder Lehrern wiederholt lächerlich gemacht oder entwertet wurde, um massive Ängste zu mobilisieren. Dieses Sich-Identfizieren mit dem anderen oder das Hineinschlüpfen in seine Rolle kann genauso wirksam sein und das Verhalten nachhaltig beeinflussen wie das eigene Erleben. Wenn wir also von Angstauslösern sprechen, so müssen wir solche Erlebnisse viel weiter fassen: Selbst ein stellvertretendes Erleben kann bereits zum Angstauslöser werden!

Dem Zwang alter Atmosphären, Szenen, Bewertungen und Ängste nicht mehr zu unterliegen, darum geht es bei der Bewältigung von Lampenfieber. Das aber bedeutet, seine eigenen Leibesarchive, in denen erlebte Szenen und dabei aufgekommene Gefühle gespeichert sind, zu erkennen und ihren Sinn zu verstehen. Für schwere Störungen des Selbsterlebens ist die Hilfe eines Therapeuten notwendig, weil es in der Behandlung von Lampenfieber nicht nur darum geht, sich selbst zu verstehen, sondern auch darum, alte Szenen nochmals durchzuerleben und Verständnis zu erfahren von einem anderen Menschen. Aus solchen geglückten neuen Erfahrungen können neue positive Erfahrungen und Bewertungen erwachsen.

Emotionale Differenzierungsarbeit

Die Grundhaltung interessierter Neugier ermöglicht uns, aus der Betroffenheit in eine engagierte Distanz zu uns selbst zu treten.

Für jeden Menschen, der sich aktiv mit seinem Lampenfieber auseinandersetzen will, stellt sich die Aufgabe der »emotionalen Differenzierungsarbeit«. Emotionale Differenzierungsarbeit setzt voraus, daß ich zunächst einmal bejahe, daß in meinem gegenwärtigen Handeln Vergangenes fortwirkt. Ich muß bereit sein, hinzuschauen und mich für das Phänomen Lampenfieber zu sensibilisieren. Da jeder Auftritt spezifisch ist – zu verschiedenen Zeiten, an verschiedenen Orten habe ich unterschiedliche Reaktionen –, muß Lampenfieber situativ wahrgenommen und gewertet werden. Dadurch kann sich ein Verständnis, ein Gefühl für das Lampenfieber in dieser Situation entwickeln, so daß man begreifen kann, was sich gerade hier und jetzt abspielt. Viele Betroffene sind gerade deswegen Opfer ihres Lampenfiebers, weil sie es wegdrängen und nicht hinschauen wollen. Spurensuche ist notwendig, um die verschiedenen persönlichen Lampenfiebermuster, Konturen und Rituale zu erkennen und zu verstehen. Dabei gibt es hilfreiche Fragen, die man oft erst aus dem Nachhall einer bestimmten Situation beantworten kann. »Wo war etwas, das aus einer anderen Situation in diese neue Situation hineinkam?« »Woher kenne ich diese Gefühle?« »Wie verlaufen meine Selbstgespräche, bevor ich auftrete?« »Welche inneren Stimmen werden besonders hörbar?« »Was drückt mein Körper aus?« Diese Fragen bieten die Möglichkeit zu einer vertieften Selbsterfahrung. Indem man die inneren Monologe oder Dialoge zu hören und ihnen zuzuhören beginnt, bleibt man nicht mehr ihr Opfer, sondern man lernt sie kennen und damit auch sie zu beeinflussen. Unsere inneren Stimmen sind immer ein Gemisch an Projektionen vergangener Erfahrung, die sich mit neuen Eindrücken und Erfahrungen verbinden. Wenn wir also beispielsweise schon früh gehört haben, daß wir langweilig oder daß wir tüchtig sind, so fließen diese Bewertungen auch in die gegenwärtige Selbsteinschätzung mehr oder weniger bewußt als Selbstdefinition mit ein. Gelingt es uns, diese Projektionen zunächst einmal zu erkennen und uns ihrer bewußt zu werden, so sind wir ihnen nicht mehr ausgeliefert. Wir müssen Bewußtseinsarbeit leisten und uns klarwerden: Worum geht es? Was sind alte, überholte Botschaften? Welche neuen Alternativen habe ich? Welche neuen Antworten kann ich mir geben? Wenn wir diese Fragen stellen, verlieren unsere vergangenen Botschaften ihre zwingende Kraft. Man kann sie sogar konstruktiv einsetzen, sich mit ihnen verbünden oder sie in ihrer Destruktivität neutralisieren.

Voraussetzung dafür ist eine Grundhaltung interessierter Neugier gegenüber dem, was da aus unserem Inneren aufsteigt. Diese Haltung ermöglicht uns, aus der Betroffenheit in eine engagierte Distanz zu uns selbst zu treten. Interessierte Neugier verträgt sich nicht mit Ausgrenzung, Abspaltung oder Selbstbestrafung. Sie ist offen für das, was kommt, und gewährend im Sinne von Zulassen, was sich zeigen möchte. Interessierte Neugier hat auch etwas mit Achtsamkeit gegenüber sich selbst zu tun. Wir horchen aufmerksam nach innen, statt zu verdrängen und nicht wahrhaben zu wollen. Wir werden uns selbst wohlwollende Freunde, statt uns zu bekämpfen. Matthias Claudius spricht davon, daß wir den Meister in uns selbst entdecken müssen. Ich glaube, daß wir uns diesem Weg nähern, wenn wir beginnen, uns selbst mit engagierter Neugier zu begegnen. Wenn wir aufhören, unser Lampenfieber abzuspalten, zu verleugnen oder zu bekämpfen, werden wir frei für neue Schritte auf dem Weg, uns selbst anzunehmen mit dem, was wir sind – nicht besser, als wir sind, aber auch nicht schlechter, als wir sind.

Dem Lampenfieber auf die Spur kommen

Mit der Einstellung »KOMMEN LASSEN« verliert das Lampenfieber an Macht, Geheimnis und Schrecken.

Zunächst muß man davon ausgehen, daß Lampenfieber einfach da ist. Es ist weder möglich noch wünschenswert, es zum Verstummen zu bringen, denn Lampenfieber ist ein wertvoller Begleiter, der unseren Körper mit Energie, Intensität, Spannung und Enthusiasmus für unseren Auftritt vorbereitet. Um überhaupt motiviert zu sein für einen Auftritt, ist ein bestimmtes Maß an Spannung sogar notwendig. Jemand, der völlig ent-spannt auftritt, also völlig ohne Spannung, würde wahrscheinlich kaum Begeisterung, Energie und Intensität ausstrahlen – drei Eigenschaften, die notwendig sind, um ein Publikum zu fesseln. Wenn wir uns öffentlich zeigen, brauchen wir ein bestimmtes Energieniveau. Wir wollen ja unsere Betroffenheit, unser Engagement und unsere Botschaft so vermitteln, daß wir ansteckend und anregend auf unser Publikum wirken. Das Publikum würde sich auch betrogen oder zumindest nicht genügend respektiert vorkommen, wenn wir uns allzu lässig oder neutral zeigen.

Lampenfieber ist also zunächst ein wertvoller Verbündeter, der uns die Spannung gibt, die wir brauchen, um von unserer Sache, die wir vortragen, betroffen zu sein und Betroffenheit auszulösen. Außerdem schützt uns das Lampenfieber, weil es uns mit Extra-Energie versorgt, um eine Sache von der Vorbereitung bis zum Ende der Vorführung durchzustehen. Es treibt uns zur Arbeit an, mahnt uns zur gründlichen Vorbereitung und liefert uns die Energie, die wir brauchen, um uns Aufmerksamkeit und Respekt zu verschaffen. Aber – nun kommt die provozierende Frage – warum sind diese Qualitäten vor einem Auftritt nicht verfügbar? Warum gibt es diese magischen Momente so selten, wo wir unser Lampenfieber als Freund empfinden?

Fast jeder hat schon einmal von Murphys oder von Parkinsons Gesetz gehört. Hier ist die Ironie des Lampenfiebers: Je mehr wir es zu vermeiden oder zu ignorieren versuchen, desto größer wird es. Gerade wenn wir uns nicht ängstigen wollen, ängstigen wir uns am meisten. Damit verwandt ist der sogenannte Rosenthal-Effekt, der dann auftritt, wenn wir uns mit möglichen Katastrophen beschäftigen. Denn je mehr wir uns mit ihnen beschäftigen, desto magnetischer ziehen wir sie an. Unser Unterbewußtes nimmt all das, was wir uns vorstellen, wörtlich. Wenn wir uns mit düsteren Prophezeiungen beschäftigen, so aktivieren wir in unserem Unterbewußten negative Programme, die genau das produzieren, was wir in unseren Phantasien befürchten. Wir werden Opfer unserer sich selbst erfüllenden Prophezeiungen.

Wenn wir uns zugestehen, daß wir Lampenfieber haben und haben dürfen, können wir den Teufelskreis unterbrechen. Wenn wir beginnen, es aus seinem Versteck hervortreten zu lassen, es zu entlarven, anzuerkennen und zu verstehen, verliert es an Macht, Geheimnis und Schrecken. Statt Kampf oder Verdrängung müssen wir Versöhnungsarbeit leisten. Die Einstellung dafür läßt sich auf einen kurzen Nenner bringen: KOMMEN LASSEN.

Ein erster Schritt ist das Horchen auf unsere inneren Lampenfieberstimmen. In meiner Praxis benutze ich die Bezeichnung »unsere inneren Monster« für die Lampenfieberstimmen, die uns quälen. Das Wort »Monster« läßt leichter Bilder oder Vorstellungen aufkommen, die diesen inneren Stimmen eine Gestalt geben. Außerdem deutet sich mit dieser Wortwahl auch an, daß diese Stimmen sich oft derart großmachen und aufspielen, daß die anderen wohlwollenden Stimmen überhört oder gar niedergewalzt werden. Um besser Kontakt mit unseren inneren Monstern aufzunehmen, finde ich es wichtig, daß wir ihnen Namen geben. So ist es leichter, Kontakt mit ihnen aufzunehmen, sie direkt anzusprechen und mit ihnen zu verhandeln. Eines ist wichtig: Verallgemeinerungen sind zwar im Sinne von Vereinfachungen nützlich, aber die inneren Monster sind bei jedem Menschen anders ausgeprägt, unterschiedlich im Ausmaß, in der Taktik, in den Schattierungen und im Verhalten.

Unsere inneren Monster

Für das Lampenfieber sind vor allem drei innere Monster zuständig: der Kritiker, der Zweifler und der Angsthase.

Jeder kennt seine eigenen inneren Monster, und bei jedem nehmen sie eine etwas andere Gestalt an. Bei manchen sind sie sehr mächtig, bei anderen tauchen sie nur in bestimmten Bereichen auf. Es gibt dennoch viele Gemeinsamkeiten, die es ermöglichen, die am häufigsten vorkommenden Lampenfiebermonster einmal vorzustellen. Für das Lampenfieber sind vor allem drei Monster zuständig: der innere Kritiker, der Zweifler und der Angsthase. In diesem Zusammenhang verweise ich auf das inspirierende Buch von Robert Triplett, »Stagefright«, das bisher nur in der amerikanischen Fassung vorliegt.[1)] Viele Anregungen zur Arbeit mit den inneren Stimmen verdanke ich ihm, der ebenfalls Organist ist.

Der innere Kritiker

Dieses Monster spielt eine klassische Rolle im Drama des Lampenfiebers. Wenn ich meine Klienten dieses Monster malen lasse, so ergibt sich oft ein streng und asketisch aussehendes Ungetüm mit erhobenem Zeigefinger. Der innere Kritiker ist daran zu erkennen, daß er weiß, was geschehen wird – nämlich das Schlimmste. Sein Interesse gilt unseren Fehlern, Ungenauigkeiten und Schwächen. »Schon wieder ein Lapsus«, »So ein dummer Fehler«, »Wie kannst du nur«, »Damit kannst du dich nicht vor die Leute wagen«. Wachsam und mit strengem Blick verfolgt er unser Tun und spart nicht mit Tadel. Seine Wortwahl ist nicht gerade zimperlich und stammt vor allem aus dem Bereich der Abwertung: »dumm«, »blöd«, »unmöglich«.

Hand in Hand mit dem Kritiker tritt häufig ein verwandtes Monster auf: »der Perfektionist«. Auch er möchte, daß wir makel- und fehlerlos auftreten. Er gibt uns sogar Hoffnung und Ansporn: »Wenn du dich nur mehr anstrengen würdest«, »das könnte noch besser werden«, »hast du auch alles bedacht?«, »noch früher aufstehen«, »reiß dich zusammen«. Das Vokabular des Perfektionisten ist kontrollierend, rigide und absolut. Er weiß, wie und was zu tun ist, und spricht meist im Befehlston »du solltest«, »du mußt«. In den Bildern meiner Klienten trägt er meist eine Peitsche, mit der er dem Kritiker in die Hand arbeitet. Sein Zuckerbrot, mit dem er den Kritiker gewinnt, ist die Belohnung mit einem perfekten Auftritt.

Solange sich der Kritiker und der Perfektionist zu gesunden Zielen der Leistungsverbesserung und Selbstdisziplin verbünden, erscheinen sie als wertvolle, nützliche Begleiter, die wir brauchen, um uns weiterzuentwickeln und selbstkritisch zu sein. Verbünden sie sich hingegen zu unrealistischen, unerreichbaren Forderungen wie »gewinne um jeden Preis«, »immer an der Spitze sein«, »Hauptsache schneller«, »entweder – oder«, so wird der Nährboden geschaffen für Zwanghaftigkeit, Unsicherheit und Enttäuschung. Wenn wir den Perfektionisten die Oberhand gewinnen lassen, legen wir unmenschliche Maßstäbe an, die unser Selbstwertgefühl schwer unterminieren können. Erstens ist Perfektion, wenn sie sich an starren Zielen und Standards festmacht, unmenschlich, weil sie uns zu Maschinen reduziert, und außerdem gefährlich, weil sie uns von einer Illusion abhängig macht, die süchtigen Charakter annehmen kann, wenn die Gleichung lautet: »Nur wenn ich perfekt bin, bin ich ein wertvoller Mensch.«

Wenn der Perfektionist ans Ruder kommt, so wird auch ein anderes Monster in uns aktiviert – »der Zweifler«, der in Frage stellt, ob wir dem, was wir von uns fordern, auch genügen können.

Der innere Zweifler

Dieses Monster äußert sich durch Skepsis: »Werde ich es schaffen?«, »ist das nicht zu schwierig?«, »was ist, wenn . . .?« Sein Hauptmerkmal ist Unsicherheit und Ungewißheit. Je näher ein Ereignis rückt, desto aktiver wird der Zweifler, »o Gott, nur noch ein Tag«, »bist du sicher, daß du es schaffst?« Der Zweifler beruft sich auf Vorsicht und Vernunft und lebt vor allem in der Zukunft. Wenn wir uns von dieser Stimme beraten lassen, ist oft ein anderes Monster hilfreich zur Stelle – »der Feigling«. Im ersten Moment scheint der Feigling zu unseren Verbündeten zu gehören, denn er empfiehlt: »Sag doch einfach ab«, »du hast dich einfach übernommen«, »die anderen können das sowieso besser«, »wie wär's mit krank werden?« Diese Empfehlungen sind aber nicht das, was wir brauchen, denn wir wollen ja dem Zweifler entkommen durch etwas, das uns Sicherheit gibt.

In der Tat gibt es eine verwandte Stimme, die uns Hilfe verheißt – »der Dogmatiker«. Er weiß, was richtig ist und wo es langgeht. Seine Antworten und Empfehlungen werden bei vielen begleitet von dem inneren Bild eines Gurus oder Schulmeisters, der mit ernster Miene mahnt: »Was du brauchst, ist mehr Disziplin«, »denk positiv!«, »konzentrier dich!«, »du solltest täglich meditieren«. Die Lösungen des Dogmatikers scheinen zwar vernünftiger als die des Feiglings, aber sie sind wenig hilfreich, da sie die Unsicherheiten des Zweiflers nicht ernst nehmen. Seine Rezepte stiften eher noch mehr Verwirrung, denn wer kennt nicht den bekannten Knoten im Hirn, wenn uns jemand zwingt: »Konzentrier dich!« Dieser Imperativ verunmöglicht sich selbst, denn in dem Moment, in dem dieser Gedanke auftaucht, sind wir bereits angespannt oder zerstreut und verhindern Konzentration, indem wir uns darauf konzentrieren, daß wir uns konzentrieren sollten. Ein typisches Beispiel für diese Art von Knoten während eines Auftritts ist die berühmte Gedächtnislücke. Je mehr wir uns anstrengen, uns zu erinnern, desto schlimmer wird der Gedächtnisknoten. Oder wenn wir einen Fehler gemacht haben – je mehr wir uns anstrengen, von nun an alles richtig zu machen, desto größer die Gefahr, daß wir uns verkrampfen und noch verknoteter werden. Knoten können nicht gelöst werden durch Befehle und erhöhte Anspannung oder Anstrengung, sondern eher durch das Gegenteil, indem wir loslassen.[2)] Plötzlich taucht das Vergessene wie von selbst auf, wir finden unseren Faden wieder.

Der Angsthase

Dieses Monster reagiert auf den inneren Kritiker und den Zweifler mit Rückzug. Eine meiner Klientinnen malte ihren Angsthasen als kleines wimmerndes Kind, eine andere spielte ihn mit herzzerreißenden Tönen auf einer Kindergeige. So ähnlich hört sich auch seine Stimme an, und gerade durch diese Hilfslosigkeit besitzt er so große Macht. Der Angsthase liefert uns Entschuldigungen für unser Gefühl der Unfähigkeit und der Passivität. Es gibt wohl keine wirksamere Art und Weise, auf der Stelle zu treten, als sich klein und dumm zu stellen. So kann man Aufgaben aus dem Weg gehen und Verantwortung vermeiden. Vielleicht gibt es ja jemanden, der hilfreich einspringt? Dieses Monster ist hinterlistig, weil es hinter seinem Mitleid heischenden »Ich weiß nicht«, »mir geht es so schlecht«, »ich kann nicht« eine ganze Litanei von Antworten parat hat, »weil es zu anstrengend ist«, »weil die anderen ...«, »weil ich zu unbegabt (dumm, ängstlich) bin«. Es ist auch nicht frei von Neid, denn die anderen haben es ja sowieso leichter, »wenn ich so viel Unterstützung hätte wie...«, »wenn ich so viel Zeit hätte wie...«, »wenn ich so attraktiv wäre wie...«. Unglücklicherweise will dieses Monster aber nur, daß wir schwach und abhängig bleiben, den Umständen die Schuld geben und uns aus der Affäre ziehen.

Es gibt auch einen Verbündeten, der mit dem Angsthasen Mitleid hat – »der Beschützer«. Er hat immer viele gute Argumente zur Hand, warum wir unseren Verpflichtungen nicht nachkommen können, warum wir etwas aufschieben oder uns entziehen dürfen. Er beschützt unseren Angsthasen mit einem Mantel aus Mitleid: »Gönn' dir doch erst etwas Ruhe«, »iß erst mal ordentlich«, »laß doch lieber, vielleicht erledigt es sich ja von selber«, »vielleicht merkt es ja niemand«. Dieses Monster hat eine verführerische Stimme, weil es die Dinge so dreht, daß wir unsere scheinbare Unfähigkeit bestätigt bekommen und dann auch wirklich nicht das erreichen, was wir eigentlich könnten. Wenn wir dieser verführerischen Stimme erliegen, kann sie uns so verhexen, daß wir plötzlich vor unserem Auftritt oder unserem Abgabetermin stehen, und da ist niemand, der uns rettet – denn nun ist es zu spät.

Scheinmanöver zur Bekämpfung von Lampenfieber

Es gibt hilfreiche Strategien, und es gibt Scheinmanöver zur Bekämpfung von Lampenfieber, die sich oberflächlich gesehen oft nur geringfügig unterscheiden, in ihrer Auswirkung aber um so mehr.

Hilfreiche Strategien wollen Weiterentwicklung und Veränderung. Scheinmanöver hingegen sind an Sicherheit orientiert und sorgen dafür, daß der Status quo aufrechterhalten wird. Sie sind nicht immer leicht aufzudecken und oft schwer faßbar, weil ihre mehr oder weniger ausgeklügelten Taktiken von außen gesehen oft nicht als solche identifizierbar sind.

Eine beliebte Taktik ist die »Wenn nur-Taktik«. »Wenn ich nur mehr Zeit gehabt hätte, diese Rede vorzubereiten«, »wenn ich nicht so viele Verpflichtungen hätte«, »ich konnte mich erst gestern darauf konzentrieren«, »wenn ich letzte Nacht nicht so viel getrunken hätte«, »wenn ich besser schlafen könnte«. Es ist viel leichter, den Umständen, den Sachzwängen oder einem besonderen Pech die Schuld zuzuschieben, als sich selbst. Der Modus operandi dieser Taktik ist raffiniert, indem wir nämlich nach Entschuldigungen, Erklärungen und Ausflüchten suchen, bringen wir die anderen dazu, uns zu schonen, nicht zuviel von uns zu erwarten und uns nicht zu streng zu beurteilen. Wenn wir uns entschuldigen, kommen wir dem kritischen Urteil der anderen zuvor, machen uns unangreifbar und können unser Gesicht wahren. Die unausgesprochen vermittelte Hoffnung, daß wir das nächste Mal natürlich besser vorbereitet sind, ist stets inbegriffen. Oft wird dieses Versprechen aber nicht eingelöst, und wir müssen zur nächsten Entschuldigung greifen. Solche Manöver haben begrenzte Lebensdauer. Erstens spricht es sich herum, daß wir wieder einmal »unpäßlich« waren, zweitens stumpfen unsere Zuhörer mit der Zeit ab gegen unsere Pechsträhnen, und irgendwann haben wir die gute Meinung über uns verwirkt. Im Klartext: Wenn wir keine Zeit und Energie haben, den eigenen Ansprüchen gerecht zu werden, sollten wir exponierte Aufgaben lieber nicht annehmen, um uns und unsere Mitmenschen mit unseren Erklärungen zu verschonen.

Eine andere Facette dieser Taktik, die uns nicht nur Mitleid, sondern auch höchste Bewunderung einbringen kann –

das Argument der ungünstigen Bedingungen. Wie auch immer die verschiedenen Entschuldigungen lauten mögen, die vom Wetter, vom Zeitpunkt, von der Akustik bis hin zur kurzen Vorbereitungszeit reichen können, immer sind es die Bedingungen, die es verhindert haben, daß wir unser Bestes zeigen konnten. Wie gut wären wir erst, wenn wir optimale Bedingungen gehabt hätten! Durch solche Erklärungen wird der Eindruck vermittelt, daß wir ja noch zu viel mehr fähig wären, wenn nur ... Zweierlei wird also mit dieser Taktik bewirkt: Man gibt uns mildernde Umstände und erwartet nicht zuviel von uns, und es wird der Eindruck geschürt, daß wir viel besser sind, als wir es gerade zeigen konnten. Und – wir schonen uns selbst, die Verantwortung zu übernehmen für unser Handeln, weil wir die Realität vor uns selbst verschleiern mit der Hoffnung auf eine unbestimmte Zukunft. Ich kenne Musiker, zu deren Gewohnheiten es nach Konzerten gehört, sich jedes Mal zu entschuldigen, und das oft gerade in dem Moment, wo ich gratulieren und meiner Begeisterung Ausdruck verleihen möchte. Oft empfinde ich dies wie eine Ohrfeige und gehe auf sichere Distanz, oder ich frage mich, wie ich die Dosis meiner Komplimente noch steigern könnte, daß zumindest ein Teil davon beim Empfänger ankommt. Beide Möglichkeiten sind Reaktionen auf ein Problem, das oberflächlich betrachtet zwar nicht bedrohlich ist, aber letztlich selbstzerstörerischen Charakter hat. Die Sentenzen lauten immer ähnlich: »Ja, aber im 1. Satz habe ich einen Patzer gemacht«, »beim letzten Konzert ging es viel besser«, »wenn das Publikum nicht so lahm gewesen wäre«, »in der Probe habe ich viel besser gespielt«.

In der Tat gibt es Menschen mit einer eingebildeten Schuld und einem ständig ansprechbaren schlechten Gewissen, das wie ein gleichgewichtsgestörtes Organ arbeitet. Es ist unberechenbar und artikuliert sich in völlig übersteigerter Form. Wenn wir nicht zu diesen Menschen zählen, so gilt der Satz dennoch: Wenn wir uns selbst klein machen, dann kommen wir anderen zuvor. Lieber kritisieren wir uns selbst, bevor andere uns verurteilen können. Wenn wir uns gegen uns selbst wenden, können wir uns zumindest kurzfristig von unseren Schuldgefühlen befreien und unser schlechtes Gewissen erleichtern, das wir wegen unserer hochgeschraubten Erwartungen haben. Indem wir das Lob anderer entkräften, vermitteln wir immer auch ein Wunschbild von uns, von unseren Begabungen, unseren ungeahnten Fähigkeiten und dem, wozu wir eigentlich fähig wären, wenn...

Eine etwas direktere Variante dieser Taktik ist das »Schuld-Verteilen«. »Wenn mein Lehrer mich vorher nicht so verunsichert hätte«, »der Raum, die Beleuchtung haben gegen mich gearbeitet«, »meine Kollegen haben mich gehemmt«, »vor solchen Leuten kann man doch nicht gut sein«. Ein besonderes Pech, die Kollegen, der Raum oder die Gesellschaft – alles und jeder kann schuld sein, daß wir gerade heute nicht so gut waren, wie wir es eigentlich sein könnten. Bei all diesen Ausweichmanövern spielt das Wort »eigentlich« eine wichtige Rolle. Eigentlich heißt »ja, aber« und drückt aus, daß wir nicht die Verantwortung übernehmen für das, was heute unser Bestmögliches war – und das war es sicher, denn ich kenne niemanden, der sich vor Publikum bewußt schlecht präsentiert; statt dessen legen wir uns ein Make-up an aus Entschuldigungen und Schuldzuweisungen, die zwar kurzfristig erleichtern, aber auf die Dauer schwächend wirken. Wir betrügen uns selbst damit. Außerdem können diese Ausflüchte zur Gewohnheit werden, die immer höherer Dosen bedarf und abhängig macht.

Der Ausweg aus den Scheinmanövern klingt einfach und hat nichts mit Eitelkeit, sondern mit Schlichtheit zu tun. Wir kommen weiter, wenn wir auf diese Taktiken verzichten und ganz schlicht uns zu dem bekennen, was uns heute möglich war. Sich einzugestehen – egal wie das Ergebnis auch aussehen mag –, daß wir unser Bestes versucht haben und daß heute nicht mehr möglich war, heißt auch, sich kennenzulernen, sich zu versöhnen mit den eigenen Möglichkeiten, Grenzen und Verletzlichkeiten.

Wie wir uns selbst Fallen stellen

Selbstironie, Zynismus und »die Kunst des Verschiebens« haben mit Selbstverachtung zu tun und sind fehl am Platz, wenn wir uns mit unseren Ängsten auseinandersetzen wollen.

Oft haben wir nur eine vage Vorstellung davon, wie wir uns selbst im Wege stehen. Wir schränken unsere Leistungskapazität ein und reduzieren unseren Ausdruck. Wie tun wir das? Welche verschiedenen Spielarten gibt es?

Eine Spielart ist die Selbstironie. Nichts fürchten wir mehr als das Lachen der anderen, also kommen wir ihnen zuvor, indem wir uns über uns selbst lustig machen. Zwar liegt dahinter die Hoffnung, mögliche Katastrophen durch Spott, Zynismus oder Sarkasmus abwehren zu können, aber meistens zitieren wir sie dadurch geradezu herbei. Hier ein paar Beispiele für solche »Bumerangzitate«: »Wetten, daß ich stolpere, wenn ich mich verbeugen muß«, »wenn alles glatt läuft, ist der erste Fehler meist nicht weit«, »es wäre doch gelacht, wenn ich nicht kurz vor Schluß noch einen Patzer machte«, »es wäre typisch für mich, wenn ich gleich beim ersten Ton danebengreife«, »an der Stelle schmeißt es mich bestimmt«.

Für Zeugen mögen solche Selbstgespräche vielleicht witzig klingen. Leider bewirkt aber diese Art von Ironie genau das, was wir am meisten fürchten. Wir stolpern wirklich an der benannten Stelle, weil sich unsere Energie darauf richtet. Wir bekommen wirklich Angstschweiß, weil die besagte Situation gleich eintreten wird. Unser Unterbewußtes speichert unsere Zynismen und negativen Prophezeiungen und nimmt sie für bare Münze. Ironie, Zynismus und negative Prophezeiungen bringen uns nicht weiter, denn je mehr wir uns abwerten, desto größer wird der Abstand zwischen unserem Selbst, das erfolgreich sein möchte, und den selbstzerstörerischen Kräften, die uns daran hindern, unser Potential zum Entfalten zu bringen. Im Gegensatz zum Humor, der befreiend wirkt, haben Selbstironie und Zynismus immer etwas mit Selbstverachtung zu tun und sind daher fehl am Platz, wenn wir uns mit unseren Ängsten auseinandersetzen wollen.

Eine weitere Falle, die wir uns stellen, hängt mit unserer Vorbereitungsarbeit zusammen. Wir bringen uns selbst auf Abwege, wenn wir unseren Terminkalender gerade in der Zeit vor unserem Auftritt vollpacken. Plötzlich sind wir dauernd mit irgend etwas anderem beschäftigt und finden kaum Zeit, uns auf unser Ereignis zu konzentrieren. Erschöpfung und Müdigkeit – manchmal sogar eine Grippe – sind die Folge. Aus gutem Grund können wir dann auch wirklich nicht unser Bestes geben. Wir haben uns zwar angestrengt und waren höchst aktiv, aber eben mit anderen Dingen beschäftigt.

Das Gegenteil davon ist weniger anstrengend und daher verführerischer, es heißt »Mañana« oder »die Kunst des Verschiebens«. Irgend etwas hält uns zurück, wir fühlen uns blockiert und haben viele gute Argumente, warum wir unserer Aufgabe nicht nachkommen. Wir schieben unsere Arbeit auf die lange Bank, verzetteln uns in Zeitschriften, Anrufen, Putzen, Kochen oder Einkaufsbummel, bis der Termin plötzlich naht und uns klar wird, daß wir es kaum noch schaffen. Die »Tricks« der »Mañana-Taktik« können Selbstmitleid sein: »Warum muß ich denn immer?«, »nie habe ich Zeit für Dinge, die mir Spaß machen«, oder auch die verführerische Stimme der Faulheit, die uns einflüstert: »So schlau, wie du bist, wirst du das sowieso schnell schaffen«, »das Publikum merkt ja ohnehin nichts«, »mein Konzert ist ja nur in der Provinz«.

All diese Tricks sind selbstgestellte Fallen, die uns sabotieren und bewirken, daß wir nicht das erreichen, was wir könnten.

Das chronische Aufschieben kann aber auch mit unserem inneren Zweifler und seinem Begleiter, dem Perfektionisten, zusammenhängen. Die Angst, unseren eigenen Ansprüchen nicht zu genügen, einen Mißerfolg zu riskieren, läßt uns das Risiko lieber erst gar nicht eingehen. Aber auch die Angst vor Erfolg, so paradox das klingen mag, kann zum Hindernis werden. Wenn wir nämlich das schaffen, was wir uns selbst oder andere uns nicht zugetraut haben, hieße das ja, daß wir unsere Meinung über uns selbst ändern müßten. Womöglich könnten wir auch die Zuneigung derer verlieren, die uns wenig zutrauen oder daran interessiert sind, daß wir unseren Status quo aufrechterhalten. Wenn wir also unsere Arbeit aufschieben und deswegen nur »fast food« liefern können, sorgen wir dafür, daß genau das eintritt, wovor wir Angst haben – daß sie nämlich recht haben.

Auswege aus dem Dilemma – oder der Mensch, ein Macher

Die Einnahme von Drogen bei Lampenfieber bringt außer körperlichen Effekten keinen Fortschritt an gesunder Selbsterkenntnis.

Auf der Suche, dem Lampenfieber vorübergehend zu entkommen, haben Menschen Lösungen entwickelt und Fortschritte genannt, die sich im nachhinein oft als Surrogate oder Scheinlösungen entpuppen. Die einen glauben an Erhardt Seminar Training (EST), die anderen an Rebirthing, an das Heil durch Joggen, Askese, Autogenes Training oder Rhetorik und Image-Crash-Kurse. Und die ganz Schlauen – sie nehmen einfach Wunderpillen. Ist es nicht in der Tat verlockend – einfach eine Pille, und schon ist man zumindest auf chemischem Wege entspannt? Und außerdem – niemand merkt es, wenn wir kurz vor dem Auftritt schnell einen Griff ins Pillendöschen tun. Allein dieses Ritual wirkt oft wie ein Wunder. Wie eine Festung richtet sich die Pille auf vor unserer Angst, und meist tritt auch unweigerlich die ersehnte Gelassenheit ein.

Ob das so sein soll? Kann da noch etwas gedeihen? Empfindungen? Erkenntnis? Diese Fragen regen mich an, die Problematik der Bühnendrogen etwas näher zu beleuchten. Ich beschränke mich auf die sogenannten Beta-Blocker, da sie die gebräuchlichsten Drogen sind, die zur Bekämpfung von Lampenfieber eingesetzt werden.

Beta-Blocker und Lampenfieber

Es ist ein Novum unserer Zeit, daß wir die Möglichkeit haben, Lampenfieber auf chemischem Weg zu beeinflußen. Erst in den späten 70er Jahren begann man vor allem in den USA über den Gebrauch von Beta-Blockern zur Lampenfieberbehandlung öffentlich zu sprechen und gezielt zu forschen. Bis dahin war ihr Einsatz eher ein Tabu und dem privaten Experimentieren vorbehalten. Mittlerweile ist der Gebrauch von Beta-Blockern genügend bekannt, akzeptiert und durch die Medien publik geworden. Die Einnahme von Beta-Blockern gegen Lampenfieber hat sich im Schneeballeffekt verbreitet, so daß beispielsweise in vielen Symphonieorchestern in den USA nur noch wenige Musiker ohne die beliebten Pillen auskommen. Die unerbittlichen Leistungsanforderungen, der Zeitdruck und die existentielle Angst vor Fehlern, weil damit die Entlassung droht, haben dazu geführt, daß diese Pillen nicht nur zu Konzerten, sondern auch zu Proben geschluckt werden. Aus Solidarität reicht man sie weiter an Kollegen, Freunde und sogar Schüler, die glauben, davon profitieren zu können. Die Dunkelziffer unkontrollierter Einnahme ist aus diesem Grund extrem hoch.

Wie wirken diese Beta-Blocker? Es ist mittlerweile bekannt, daß bei Lampenfieber vom Körper bestimmte Hormone ausgeschüttet werden. Wir alle kennen das Streßhormon »Adrenalin«. Man nimmt an, daß Adrenalin hauptsächlich die sogenannten Beta-Rezeptoren der Nervenzellen reizt. Werden diese Zellen aktiviert, verursachen sie Symptome wie Herzklopfen, Zittern, Schwitzen oder Schwindel – die typischen Anzeichen von Lampenfieber. Daraus schlossen etliche Forscher, daß das Lampenfieber aufhören müßte, wenn man die Rezeptoren blockiert durch sogenannte Beta-Blocker. Diese Folgerung hat sich auch bewahrheitet, die körperlichen Symptome des Lampenfiebers werden gedämpft, die Feinmotorik ist nicht beeinträchtigt, und das Denken wird nicht verlangsamt, wie das bei Tranquilizern der Fall ist. Beta-Blocker scheinen also eine nützliche Möglichkeit zu sein, um die körperliche Komponente des Lampenfiebers anzugehen.

Die seelisch-geistigen Komponenten – die eigentlichen Wurzeln des Lampenfiebers – werden dabei aber nicht berührt, denn diese liegen im Bereich unseres Selbstverständnisses, unseres Selbstwertgefühls und unserer Beziehungen zu den Mitmenschen. Dieser Bereich läßt sich nun einmal nicht mit Drogen behandeln, sondern nur, wenn wir den Mut haben, im Vollbesitz unserer Sinne zu sein, die Herausforderung unseres Lampenfiebers durchschauen und von seiten unseres Gemütes her anrührbar bleiben.

Obwohl die Droge »Beta-Blocker« unseren inneren Kritiker und unseren Angsthasen dämpft oder kurzfristig zum Verstummen bringt, bleiben doch die Punkte auf der Liste der Nachteile schwerwiegender. Erstens sind Beta-Blocker für manche Menschen gefährlich, z. B. für Asthmatiker, Herzkranke oder Diabetiker. Diese Gefahr wäre steuerbar durch den kontrollierten ärztlich indizierten Gebrauch. Die Praxis zeigt aber, daß diese Pillen unter der Hand weitergereicht werden (z. B. die Musikerdroge Inderal) ohne Rücksicht auf die individuellen Bedürfnisse der Benutzer. Zweitens schafft der chronische Gebrauch dieser Drogen Gewöhnung bis hin zur Abhängigkeit, so daß bei einem Entzug ernsthafte Komplikationen auftreten können. Außerdem erhöht chronischer Gebrauch die Zahl der Betarezeptoren, wodurch sich eine Überempfindlichkeit für Adrenalin entwickeln kann, so daß die Empfänglichkeit für Nervosität bei Absetzen der Droge sogar steigt. Kurz gesagt: Zuviel und zu häufig genommen, wird eine Verschlimmerung des Streßproblems bei Absetzen der Droge erzeugt. Ganz zu schweigen von den ethischen Problemen und den Nebenwirkungen, scheint mir diese Lösung eine Abkürzung zu sein, die uns die Illusion vermittelt, daß es für alles eine praktische Lösung gebe, die aber außer den körperlichen Effekten keinen Zuwachs an gesunder Selbsterkenntnis bringt.

All die aufgeführten Scheinmanöver, Tricks, Taktiken und Abkürzungen haben eines gemeinsam: Wir können uns hinter ihnen verstecken. Wir können unsere Fassade aufrechterhalten und unsere Verletzbarkeit hinter einer Festung von Ausflüchten verbergen. Niemanden stören wir damit, wir bleiben eingepaßt ins menschliche Getriebe. Nur – wir sind uns entfremdet.

Für diejenigen, die nach »gesunden« Alternativen zu Beta-Blockern suchen, möchte ich mein Hausrezept für »Notfälle« verraten:

Man mische: 2 Eßlöffel Buerlecithin
2 Eßlöffel Sanddornsaft
25 Tropfen Zitronenöl

Es wirkt ähnlich wie Beta-Blocker, nur schmeckt es viel besser und ist viel gesünder (allerdings durch den minimalen Alkoholanteil im Buerlecithin nicht für Anti-Alkoholiker geeignet). Für viele Bekannte und Freunde habe ich dieses Rezept schon gemischt – immer mit gutem Erfolg.

Lampenfieber als Ruf der Seele

Lampenfiebergefühle werden geboren aus innerer Beteiligung und Betroffenheit. Angst, Scham, Wut und Verwirrung nehmen eine prominente Bedeutung unter den Lampenfiebergefühlen ein.

Wenn wir wissen, welche inneren Stimmen unsere Mitspieler sind und unser Denken beeinflussen, müssen wir nun herausfinden, wie unsere Gefühle mitspielen. Das Terrain der Gefühle ist für den Lampenfiebrigen sicher das komplizierteste, zumal Gefühle die Macht haben, unser beobachtendes Ich außer Gefecht zu setzen oder gar zu überwältigen. Gefühle sind zunächst einmal die Sprache unserer Betroffenheit. Sie drücken aus, daß uns unser Auftritt nicht gleichgültig ist, sondern etwas bedeutet. Lampenfiebergefühle werden geboren aus innerer Beteiligung, Betroffenheit und Faszination für ein kommendes Ereignis. Unsere Beziehung zur Welt und zu uns selbst wäre eine qualitativ ganz andere, wenn wir keine Gefühle hätten – ohne sie wären wir Roboter. Gefühle sind also sinnvoll und notwendig für einen Auftritt. Solange wir mit unseren Gefühlen nicht umgehen können, kann es notwendig sein, sie zu ignorieren oder zu verharmlosen. Wir sollten dann aber wissen, daß die entscheidenden Aufgaben noch vor uns liegen. Übertragen auf das Lampenfieber: Wir werden lernen müssen, mit diesen Gefühlen zu leben, aber ohne uns von ihnen das Bewußtsein rauben zu lassen, uns überschwemmen oder blockieren zu lassen. Lautete die Einstellung zu unseren inneren Stimmen: KOM-

MEN LASSEN, so heißt die Einstellung zu unseren Gefühlen im Kern: SEIN LASSEN.

Angst

Prominente Bedeutung unter den Lampenfiebergefühlen nimmt die Angst ein, das wird wohl jeder Betroffene bestätigen. Im Gegensatz etwa zum Schmerz, der meist auf eine bestimmte Stelle beschränkt ist, ist Angst ein Totalgefühl. Wer Angst hat, der hat sie von Kopf bis Fuß, er hat sie nach innen und nach außen – Angst ist total. Sie kann sich vielfältig äußern, als Ruhelosigkeit, Gereiztheit, Spannung, Unlust, Ungeschicklichkeit, Unsicherheit und deren körperliche Begleiter wie Schwitzen, Frieren, Druck im Brustraum oder Magen, Stuhl- oder Harndrang. Jedenfalls bezeugt die Anwesenheit von nur einigen dieser Merkmale Angst. Ob wir sie Hektik, Streß, Nervosität oder Unruhe nennen, ändert nichts daran, daß es in Wirklichkeit Angst ist. Das Wort »Angst« kommt vom lateinischen »angustus«, was »eng« bedeutet. Diese etymologische Wurzel sowie das körperliche Gefühl der Enge versinnbildlichen den Hintergrund der Angst als den einer Stauung, Grenze oder Trennung.

Erinnern wir uns an das Gefühl kurz vor dem Auftritt, wo wir nur den Wunsch haben: »Nichts wie weg hier!« Dieses »weg« ist aber gehemmt, weil die Situation, unsere Motivation und unser Rollenbewußtsein uns daran hindern. Gehen wir weiter – der Vorhang geht auf, wir atmen tief durch und »springen ins Wasser«. Plötzlich ist da ein ganz anderes Gefühl, die Angst ist wie weggeblasen. Wo wir uns noch kurz zuvor mit zermartertem Hirn und zerknirschtem Herzen quälten, ist plötzlich Entschlossenheit und Mut. In der vorausgehenden Angst wird also nicht nur etwas gemeldet – wie in diesem Beispiel »Gefahr Auftritt« –, sondern zugleich auch eine Reaktion eingeleitet, die auf eine Bewältigung der drohenden Gefahr abzielt. Hier wird die fundamentale Polarität von Gefühlen deutlich. Aus Enge ist Weitung geworden, oder anders gesagt, wenn wir den Sprung »ins Wasser« wagen, kann aus Angst Mut erwachsen.[1)] Wir bieten dem Schicksal die Stirn, die Grenze der Angst wird zur Front, die Nervosität zur Entschlossenheit – Grenzüberschreitung. Die Perspektive der Grenzüberschreitung gibt der Angst eine progressive Seite. Wo Angst ist, ist auch die Kraft der Weitung, ein vitales Erleben von Raumeroberung. Die Voraussetzung dafür ist der Mut zum Sprung. Durch den Sprung lassen sich die aufgestauten Energien in neue Kanäle leiten – aus Angst wird Mut, und aus Mut wächst Vertrauen. Vertrauen ist der Angst diametral entgegengesetzt – Vertrauen beruhigt, erleichtert und macht uns weit. Wie können wir aber lernen, uns das Vertrauen nicht erst auf der Bühne, sondern schon vorher zum Verbündeten zu machen?

Vertrauen kann man sich nicht einsuggerieren, es entsteht aus der Gewißheit, daß wir unserer Vorbereitung für einen Auftritt trauen können. Wenn wir unser Bestmögliches an Vorbereitung geleistet haben, dann können wir getrost den Rest, der nicht kontrollierbar ist, dem Glück, dem Schicksal, den Göttern, wie wir es auch nennen mögen, überlassen. Denn letztlich ist jeder geglückte Auftritt nicht nur ein Resultat unserer sorgfältigen Vorarbeit, sondern auch ein Stück Gnade oder Geschenk, die uns zufließen, wo wir nur »Danke« sagen können, weil es eben nicht machbar ist.

Anders sieht es natürlich aus, wenn wir ungenügend vorbereitet sind. In diesem Fall spreche ich von adaptiver, angemessener Angst, denn wir haben aus berechtigtem Grund Angst. Vertrauen wir dennoch, so nach dem Motto: »Es wird schon irgendwie«, so scheint mir diese Einstellung wie blindes Vertrauen, das oberflächlich ist, weil es verharmlost. Wenn unsere Vorbereitung für einen Auftritt angemessen ist, und ich meine wirklich angemessen und nicht perfekt, denn Perfektion ist unrealistisch, dann können wir unserer

Angst ins Auge schauen. Nicht die Angst ist der Fehler in unserem System, sondern unsere Einstellung zu ihr. Die Angst ist da und wird weiterdauern; statt uns damit zu quälen, dagegen anzukämpfen oder zu fliehen, sollten wir versuchen, sie anzunehmen als Botschaft einer inneren Grenzsituation, die uns auffordert, weiterzugehen. Versöhnen wir uns mit ihr, dann wachsen unsere Entschlossenheit und unser Mut, und wir brauchen auch keine Angst mehr vor der Angst zu haben. Wir können unsere Grenzen nur überschreiten, wenn wir die Angst bejahen, und nicht, wenn wir uns in Selbstmitleid auf unsere »Schwäche« zurückziehen.

Grenzüberschreitung ist das Abenteuer, selbst-errichtete Barrieren zu überwinden. Da ist zunächst die Barriere zwischen uns und unseren Wünschen. Da ist ferner die Barriere zwischen uns und dem Publikum. Wenn wir uns von unserem Publikum isolieren, entsteht Trennung und damit Angst. Solange wir mit Mißtrauen oder Ablehnung unserem Publikum gegenübertreten, müssen wir uns verstecken und vereiteln damit unsere Wünsche. Das Gegenteil davon ist Geborgenheit. Wenn wir uns geborgen fühlen, sind wir mit dem Publikum verbunden, wir bekommen Resonanz und Rückhalt, damit kann die Angst schwinden.

Zunächst einmal ist es wichtig, zu entdecken: Wie verhindere ich den Kontakt zum Publikum? Durch meine Stimme? Meine Körperhaltung? Meine Gestik oder Mimik? Ein Beispiel dazu aus meiner Praxis: Eine Pianistin hatte größte Angst, daß das Publikum entdecken könnte, wie ihre Finger zittern. Ich bat sie, das Zittern vor der Gruppe noch zu verstärken und so zittrig wie möglich zu spielen. Zu ihrer Überraschung entdeckte sie, daß das Zittern plötzlich wie von selbst verschwand. Die Erlaubnis zu zittern verwandelte ihre Angstenergie in temperamentvolles Spiel. Sie bemerkte, daß ihr Zittern vor allem daher rührte, daß sie sich vor dem Publikum verstecken wollte. Die Lösung lag also nicht darin, das Zittern zu kontrollieren und zu bekämpfen, sondern zum Publikum auszugreifen und Kontakt aufzunehmen. Indem sie damit experimentierte, wie sie ihre Finger als Sprechorgane der Kontaktnahme einsetzen könnte, gewann ihr Spiel eine ganz neue Qualität.

Die Angst, als Versager vor dem Publikum dazustehen, ist wohl die am häufigsten beklagte Angst. Nicht immer müssen vergangene Fehlschläge und Erfahrungen dafür verantwortlich sein, auch vergangene Erfolge können uns zum Opfer von Versagensangst machen, nur wird diese Angst von den Betroffenen oft nicht als solche erkannt. Mit jedem Erfolg ändert sich unsere Selbstbewertung, und die eigenen Ansprüche wachsen. Erfolgreich sein heißt ja: Erweiterung des Selbstkonzeptes, mehr Verantwortung, mehr im Blickpunkt stehen und den erreichten Stand aufrechterhalten. Je höher wir unsere Ansprüche schrauben, desto größer wird die Gefahr eines Absturzes.

Für Menschen, die in der Angst vor dem Versagen gefangen sind, ist es bezeichnend, daß ihr innerer Kritiker einen stark entwertenden Einfluß ausübt. Die Selbstbeobachtung des inneren Kritikers wird zugleich auch als Beobachtetsein vom Publikum phantasiert. Man fühlt sich den Blicken der anderen ausgesetzt, die meist als ebenso kritisch und abwertend vorgestellt werden wie die eigenen inneren Augen. Weil man sich in seinen Phantasien ständig mit den Augen der anderen sieht, verliert man den Bezug zu sich selbst und zur eigenen Spontaneität. Die phantasierten »Anderen« werden derart übermächtig, daß man wie blockiert und gelähmt wird. In der Fachsprache nennt man diesen Mechanismus »Projektion«. Ein typisches Beispiel, wie Menschen ihre eigenen Entwertungen auf das Publikum projizieren, klingt häufig so: »Sie könnten herausfinden, daß ich unfähig bin«, und heißt: »Ich habe Angst vor meinen eigenen selbstentwertenden Impulsen, die mich als unfähig stempeln.«

Der Weg heraus aus diesen Projektionen heißt immer: sie sich selbst wieder aneignen. Was heißt das? Wir können Projektionen auflösen, wenn wir die Eigenschaften, die uns an anderen stören, oder Befürchtungen, die wir haben, probeweise bei uns selbst annehmen und untersuchen, was daran wahr ist. Der Prüfling, der sich beklagt: »Die Prüfer sind so streng«, sollte sich in den Satz einfühlen: »Ich bin streng.« Indem wir uns aneignen, was wir von anderen befürchten, erhalten wir Schlüssel für die eigenen verschlossenen Türen. Wenn wir unsere selbstentwertenden Tendenzen nicht mehr an anderen festmachen, beginnen wir Verantwortung für unsere eigenen entwertenden Stimmen zu übernehmen und damit Persönlichkeitsanteile zurückzuerobern.

Die Neigung zur Selbstentwertung kann noch eine andere Facette haben: die Rivalität. Je stärker man geneigt ist, zu rivalisieren, desto anfälliger ist man für Unzulänglichkeiten und Schwächen und desto unermüdlicher vergleicht man sich mit anderen. Das müssen nicht immer konkrete Rivalen sein, an ihre Stelle kann auch das innere Bild von Perfektion treten. Gerade unter Lehrern gibt es viele, die behaupten, daß Rivalität und Angst zur Leistung anspornten. Es gibt sicher Menschen, die nur unter Konkurrenzkampf und Angst genügend motiviert sind für ihre Aktionen. Die meisten Menschen werden aber eher gebremst durch angstvolle Anspannung. Außerdem kann ich mir nicht vorstellen, wie man unter der Peitsche der Angst zu kreativen Lösungen kommt oder gar Begeisterung für eine Sache entwickeln kann. Mittlerweile ist auch reichlich bekannt, daß die Angst ein schlechter Lehrer ist, weil sie uns verklemmt.

Gerade während ich diese Zeilen schreibe, fällt mir ein Artikel aus der »Zeit« über den Geiger Gidon Kremer in die Hände.[2)] Hier wird beschrieben, wie er sich psychologisch unter Druck gesetzt fühlte, als Herbert von Karajan ihn »den besten Geiger, den wir haben« nannte. Seine Krise wurde noch verstärkt durch die Erwartungen der Medien, die ja von Superlativen leben und damit wesentlich dazu beitragen, Druck auf unsere Favoriten auszuüben. Nur wenige besitzen die Gabe einer Geigerin Anne Sophie Mutter, die es meisterhaft versteht, sich genau dem anzupassen, was die Gesellschaft als erfolgreich schätzt.

Das Betreten von Neuland erzeugt Angst und Widerstand. Lieber halten wir am Gewohnten fest, als Neues zu riskieren. Die Angst vor Veränderung überkommt uns oft gerade dann, wenn wir besonders erfolgreich auftreten – plötzlich geraten wir ins Stolpern. Wer kennt nicht diese kleine teuflische Stimme, die nach einer besonders gelungenen Passage plötzlich in unser Ohr flüstert: »Das kann doch nicht gutgehen – noch nicht ein einziger Fehler.« Was dann passiert, können wir ahnen. Gerade, wenn wir das erreichen, was wir uns nicht zugetraut haben, wird diese Stimme laut und sorgt dafür, daß wir doch recht hatten. Von Musikern existieren abendfüllende Geschichten derartiger Erfahrungen, die alle eines gemeinsam haben: Gerade wenn ein Konzert besonders gut gelingt, sind sie gefährdet für diese Art von Fallen. Allgemein läßt sich sagen, daß diese teuflische innere Stimme immer dann besonders auf den Plan tritt, wenn wir unsere selbstgesetzten Erwartungen überschreiten. Sie kann zu Übermut, Leichtsinn oder Waghalsigkeit verführen, aber letztlich immer mit dem Ziel, unser altvertrautes, begrenztes Selbstkonzept und unsere sicheren Gefilde der Selbsteinschätzung aufrechtzuerhalten. Dieser Schutz gibt uns zwar kurzfristig Erleichterung, aber wir treten dabei auf der Stelle. Auch wenn es scheint, daß unser Lampenfieber durch die Aufrechterhaltung der Sicherheit des Status quo reduziert wird, ist doch der Preis hoch, denn unser Selbstwertgefühl wird dabei geschwächt.

Der Angst vor dem Versagen können wir ins Auge sehen, wenn wir realisieren, daß »die Anderen« Projektionen unserer eigenen selbstentwertenden Impulse sind. Der Angst vor dem Erfolg können wir begegnen, wenn wir bereit sind, unser begrenztes Selbstkonzept aufzugeben, den Mut haben, Neues zuzulassen, und offen sind für neue Erfahrungen, die unser Selbst erweitern können.

Scham

Obwohl die Scham ein wesentlicher Aspekt des Lampenfiebers ist, wurde sie bisher in der Literatur zum Lampenfieber fast gänzlich ausgespart. Der Grund dafür mag vielleicht in der Komplexität der Schamthematik liegen. Scham hat sehr viele Facetten und Gesichter. Sie kann sich als Schüchternheit, als Minderwertigkeitskomplex, als Hemmung oder als Gedemütigtsein äußern. Im Zusammenhang mit Lampenfieber aber begegnet uns eine Schamvariante, die subjektiv als Angst erlebt wird – die Scham-Angst.[1)] Damit ist die Angst vor möglichen Schamerlebnissen oder beschämenden Situationen gemeint, die eintreten könnten, verschuldet durch eigenes Versagen, Unglück oder Ungeschicklichkeit, oder dadurch, daß man sich zu weit nach vorn gewagt, das heißt zu sehr exponiert hat. Wenn wir uns exponieren, auf deutsch »öffentlich darstellen«, tauchen Fragen auf: »Wie stehe ich in den Augen des anderen da?«, »welches Ansehen genieße ich?«, »wie werde ich bewertet?«. Diese Fragen nach dem Wert oder der Bedeutung unserer Person ist die Kernfrage, um die sich die Scham-Angst dreht. Je sicherer wir uns als Person fühlen, desto unabhängiger sind wir vom Urteil und der Wertschätzung von außen. Zweifeln wir hingegen an unserem Selbstwert, so erhält die Wertschätzung anderer lebenswichtige Bedeutung, wir sind abhängig von den Reaktionen und Beurteilungen anderer und außerdem höchst empfindlich und angreifbar schon durch geringste Signale von Ablehnung oder Gleichgüligkeit. »Am schlimmsten für mich ist dieses Schweigen, wenn mir niemand sagt, wie gut ich war, da stelle ich plötzlich mich und alles andere in Frage.« Die Aussage einer jungen Cellistin gibt treffend wieder, wo die Quelle der Scham zu suchen ist, nämlich im Mangel an Selbstvertrauen und Selbstwertgefühl. Scham bezieht sich also nicht nur darauf, wie unsere Person be- oder entwertet wird, sondern auch, wie wir uns selbst bewerten.

Wenn wir uns exponieren, geben wir immer ein Stück unserer Intimität und damit unserer Verletzlichkeit preis. Das ist auch nicht anders, wenn wir uns über ein Werkstück, ein Bild oder ein Musikstück »ins Werk setzen«, immer lenken wir die Aufmerksamkeit auf Persönliches, immer betreiben wir Selbstdarstellung – wir können uns nicht entziehen oder verstecken. Etymologisch interessant hierzu ist die Wurzel des Wortes Scham, die auf das indogermanische kam/kem zurückgeht und »zudecken«, »verschleiern« oder »verbergen« bedeutet. Der Wunsch des Sich-Verbergens ist untrennbar mit der Scham verbunden – ein Grund auch, weshalb es sich einbürgerte, die Geschlechtsteile als Scham zu betiteln. Worauf bezieht sich nun die spezifische Scham-Angst des Lampenfiebers?

Wenn wir uns ins Rampenlicht stellen, droht immer auch die Gefahr der Bloßstellung, die Anteile unserer Person ans Licht bringt, die uns peinlich sind. Meist handelt es sich dabei um empfindliche, intime Aspekte unseres Selbst, deren Bloßstellung wir besonders befürchten. Das kann ein Lapsus sein, der etwas über uns verrät, ein Einblick in unsere »schwache Stelle«, die wir verbergen wollen. Das kann sich aber auch generell auf die Spannung beziehen zwischen dem, was wir von uns erwarten bzw. wie wir gesehen werden wollen, und dem, wie wir uns zeigen. Da diese Entdeckung als öffentliche Bloßstellung geschieht, vervielfältigt oder generalisiert sich die Scham – alle Augen scheinen auf uns zu starren, alle könnten uns auslachen oder verspotten.

Scham im Rampenlicht weist immer auf einen Konflikt hin. Einerseits wollen wir uns zeigen, faszinieren, beeindrukken, und gleichermaßen ist uns diese Zeigelust auch peinlich. Unser Verhältnis zum Publikum ist davon betroffen, wir wollen bewundert, respektiert und ob unserer Verdienste glorifiziert werden, fürchten aber gleichzeitig, daß unser Bedürfnis durchschaubar oder zu offensichtlich wird. Wir wollen ja schließlich nicht als eitel oder gar narzißtisch gelten. Je mehr wir diese exhibitionistischen Impulse abwehren, desto größer wird die Angst. Manchmal wächst sie derart, daß uns nur noch der Rückzug ins Schneckenhaus des Nichtzeigens bleibt. Manche Künstlerkarrieren sind gerade an diesem Punkt gescheitert, weil die Scham sich zur Festung verhärtet hat, die den lustvollen Wunsch, sich zu zeigen, ins Abseits verdrängte. Schaut man diese Mischung aus Zeigelust und Scham näher an, so kann man darin einen gewissen Reiz oder Kitzel entdecken, wenn man sich beispielsweise vergegenwärtigt, was Applaus oder Lob in uns bewirken. Die meisten Menschen, die nicht gerade erfolgsroutiniert sind, reagieren ambivalent. Einerseits mit Zeichen von Verlegenheit, andererseits mit Genugtuung und tiefer Freude – Scham verbindet sich mit Lust.

Scham ist natürlich, weil sie unsere Schwäche verhüllen will und damit unsere Identität schützt. Scham ist mit einem Seismographen vergleichbar, der anzeigt, wie weit wir uns öffnen und zeigen dürfen. Zwingen wir uns, unsere Scham zu überwinden, so begeben wir uns ihres Schutzes und sind sozusagen »selbst schuld«, wenn wir uns zu weit nach vorn gewagt haben. In der Scham regt sich ein Gefühl, das wir ernst nehmen müssen, denn es könnte sich ja auch um reale Unzulänglichkeiten handeln, an denen wir noch arbeiten müssen, bevor wir uns öffentlich zeigen. Scham ist also nicht nur die Beschützerin unserer Individualität, sie kann uns auch Wegweiser sein für positive Selbsterkenntnis, die uns voranbringt. Wenn wir lernen, in uns hineinzuhorchen, werden wir feststellen, daß wir eine innere Stimme des Wissens besitzen, die uns manchmal subtil und manchmal sehr mächtig Hinweise gibt, wann, wie, wo und ob es schon »für uns stimmt«. Sein eigenes Maß muß jeder für sich selbst herausfinden. Sowohl Angst als auch Scham können Verbündete für uns werden, wenn wir bereit sind, uns selbst anzunehmen mit unseren Schwächen und Stärken. Je toleranter wir gegenüber eigenen Schwächen sind, desto eher sind wir auch in der Lage, damit zu leben, daß andere unsere Schwächen und Ungeschicklichkeiten wahrnehmen.

Ärger und Wut

Was hat denn Ärger und Wut mit Lampenfieber zu tun? Diese Frage ist berechtigt, zumal die äußere Erscheinungsform von Lampenfieber zunächst einmal wenig Anhaltspunkte dafür liefert und auch in der Literatur nur mit wenigen Ausnahmen dazu Stellung genommen wird.[1] In der Tat spielen Ärger und Wut einen wichtigen Part in unserem Lampenfiebercluster, vor allem dann, wenn es uns nicht gelingt, die vielleicht unrealistischen Forderungen und Erwartungen unseres inneren Kritikers zu erfüllen. Erwartungen nicht gerecht zu werden macht ja nicht nur angst, es kann uns auch wütend machen. Wir sind wütend über uns selbst, daß wir uns überhaupt ängstigen, obwohl wir unseren Auftritt doch herbeigesehnt haben. Wir sind wütend, weil wir uns nicht genügend vorbereitet haben oder uns klein und hilflos vorkommen. Je grimmiger unser innerer Richter seine Ansprüche hochschraubt und je schwieriger es wird, seine Billigung zu erlangen, desto machtvoller steigt in uns die Überzeugung: »Ich schaff's sowieso nicht (daß ich geliebt werde), also zum Teufel mit allen.« Solche nach außen, aber letztlich vornehmlich nach innen gerichteten Aggressionen können als eine Art Angstprophylaxe dienen, denn wenn wir wütend sind, bleibt unser innerer Angsthase in seinem Versteck.

Ein weiterer Auslöser von Wut ist Kontrolle. Wenn unser Ideal die totale Kontrolle oder Perfektion ist, dann sind Enttäuschung und Wut auch nicht weit. Gerade wenn wir öffentlich auftreten, sind wir oft Situationen ausgesetzt, die sich unserer Kontrolle entziehen. Es gibt Dinge, die uns widerfahren, wie unangenehme Räume, Klimaanlagen, akustische Unwägbarkeiten, unvorhergesehene Störungen, Menschen, die unser Distanzbedürfnis nicht respektieren. Viele Auftritte leben davon, daß sich spontan etwas entwickeln kann, wie beispielsweise bei Vortragsabenden oder Improvisationskonzerten. Nähern wir uns diesen Widerfahrnissen mit dem Anspruch totaler Kontrolle, so werden wir enttäuscht, und Ent-Täuschung heißt: Die Täuschung hört auf. Die Täuschung, die glaubt, wir könnten alles kontrollieren oder, wie manche so plastisch sagen, »in den Griff bekommen«. Die Wut darüber läßt sich nach außen abführen, und damit können wir uns Erleichterung verschaffen. Wir wissen natürlich, daß das Zeigen von Wut eine schlechte Presse hat, deswegen neigen viele dazu, die Wut gegen sich selbst zu richten. Richten wir unsere Wut gegen uns selbst und überhäufen uns mit Selbstvorwürfen, weil wir unser Ideal, das wir für uns und auch für andere gesetzt haben, nicht erreichen, dann ist das Resultat Selbstverurteilung. Die verurteilende Stimme sagt: »Einfach unglaublich, was du da wieder machst – unmöglich.« Urteile schüchtern ein und treiben in die Enge. Sie provozieren Kampf und Wut – die Stimme der Rebellion. Gegen Urteile können wir nicht ankämpfen oder gewinnen. Es ist wie Unkraut, das wir abschneiden: Es wächst noch üppiger nach. Wir können nicht sagen: »Ich bin unmöglich«, ohne eine Woge von Gefühlen zu wecken, die wir mit »Unmöglichsein«, Wertlossein assoziieren, und auf diese Gefühle reagieren wir, wenn wir wütend werden.

Bewußtheit, im Gegensatz zum Urteilen, ist eine Art interessierte und gelassene Aufmerksamkeit, mit der wir uns beobachten, ohne uns in eine bestimmte Richtung zu zwingen. Bewußtheit ändert unsere Einstellung, wir sind nicht länger Opfer unserer Wut, wir können eine Entscheidung treffen und geben uns die Chance, das ganze Feld unseres Kontrollbedürfnisses zu erkunden. Wichtig erscheint mir, daß wir unsere Wut anerkennen, sie begrüßen, (»da bist du wieder«) und es ihr gestatten, daß sie sich ausdrücken darf. Zumindest können wir damit verhindern, daß sie vom Unbewußten her unberechenbar ihr Unwesen treibt. Wenn wir zulassen, daß sich unsere Wut und unser Ärger ausdrücken dürfen, finden wir auf der anderen Seite meist ein ganz anderes Gefühl – nämlich Versöhnung und Mitgefühl. Wir alle kennen dieses Gefühl nach einer Auseinandersetzung mit einem uns nahestehenden Menschen – es ist, wie wenn eine Trennwand sich aufgelöst hätte, wir können uns wieder mit liebevollen Augen ansehen.

Verwirrung

Lampenfieber kündigt sich häufig zunächst einmal mit dem Gefühl von Verwirrung an. Wir fühlen uns unsicher, kleinlaut, ein vages Gefühl von Beklommenheit macht sich breit, und wir wissen nicht, was sich da eigentlich in unserem Inneren abspielt. Spätestens wenn wir in unserem Hirn das Gefühl von Bienenschwärmen haben und nicht mehr klar denken können, dann hat sich das breitgemacht, wovon dieses Kapitel sprechen will – die Verwirrung. Das Haus der Verwirrung ist der Kopf. Die Eigenart dieses Hausbewohners ist seine hohe Begabung, unsere Wahrnehmung und unser Denken zu zerstreuen und zu benebeln. Die Verwirrung sorgt dafür, daß wir abgelenkt werden von unseren Bauchgefühlen und Anspannungen im Körper, weil sie unsere gesammelte Energie in den Kopf zieht. Mit ihr unterdrücken wir unsere Gefühle, die uns so ängstigen und lähmen.

Verwirrung ist ein diffuses, weites Gefühl. Ihr Gegenspieler ist Konzentration und Klarheit. Wie gelangen wir dahin? Indem wir, ähnlich wie bei der Angst, es uns erst einmal gestatten, verwirrt zu sein. Wenn wir also dieses Gefühl von Bienenschwärmen haben, können wir es erst einmal begrüßen. Vielleicht überlegen wir uns einen Namen oder ein Symbol für dieses Gefühl und sprechen mit ihm: »Hallo, da bist du wieder. Was ist los? Was möchtest du mir mitteilen?« Wir führen einen inneren Dialog mit dieser Stimme, die für manche meiner Klienten ein wilder, aufgeregter, flatternder Vogel, für andere so etwas wie ein Polyp oder ein Riesentier mit ausgreifenden Extremitäten darstellt, und finden heraus, was sie von uns will. Wir können sie sogar übertreiben, um deutlicher zu erfahren, welchem Zweck sie dient. Indem wir unsere Aufmerksamkeit auf die Verwirrung lenken, sie fühlen und so mit ihr vertraut werden, geschieht das, was man in der Fachsprache »fokussieren« nennt, nämlich eine gezielte Ausrichtung unserer Wahrnehmung auf einen Brennpunkt. Damit tritt genau das Gegenteil von dem ein, was Verwirrung ist – an die Stelle von diffusem, chaotischem Denken rücken Konzentration und gezielte Ausrichtung unserer Wahrnehmung. Vergleichbar ist solch ein Prozeß mit einer Bakterienschwemme im Körper, deren Herd wir plötzlich finden. Durch die Konzentration geschieht Einengung und als Resultat dieses Prozesses Klarheit und Prägnanz. Mit anderen Worten: Verwirrung kann entschärft und aufgelöst werden, indem wir sie zulassen, unsere Aufmerksamkeit darauf richten und wahrnehmen, nichts weiter. So erhält sie Konturen und Richtung. Die Stücke und Fragmente fügen sich zusammen zu einem Bild mit verschiedenen Teilen. Das können Erinnerungen, Hoffnungen oder Zweifel sein, die, wenn wir sie nicht werten, einfach dasein dürfen. Versuchen wir sie hingegen zu kontrollieren, zu verscheuchen oder zu bekämpfen, so zwingen wir unsere Gefühle in eine bestimmte Richtung, die immer mit einer Gegenreaktion quittiert wird – unser Lampenfieber wächst.

Fassaden und Masken

Wir richten Fassaden auf und legen uns Masken an, die unsere wahren Gefühle unter Verschluß halten sollen. Akzeptanz von Gefühlen ermöglicht die Verwandlung von blokkierender Energie in schöpferische Energie.

Was manche Menschen als Freisein von Lampenfieber ausgeben, ist oft nichts anderes als ein Schattentheater abgewehrter oder abgespaltener Gefühle: ihre Festung gegen die Angst oder das Lachen der anderen. In der Offensive beherrschen sie die Situation, die die anderen oft nicht beherrschen. Selbst Maurice André, der es sich angesichts seiner brillanten Erfolge auf der Trompete leisten könnte, darüber zu sprechen, meint: »Am besten, man denkt nicht daran und spricht nicht darüber.«

Wir zeigen unser Lampenfieber nicht, weil wir befürchten, daß die Anerkennung solcher kontraproduktiven Gefühle sie noch verstärken könnte. Kurz gesagt: Wir haben Angst, die Kontrolle zu verlieren, wenn wir unsere Gefühle zeigen würden. Deswegen richten wir Fassaden auf und legen uns Masken an, die unsere wahren Gefühle unter Verschluß halten sollen.

Eine Spielart ist das Reden über Lampenfieber. Ich kenne einige »Lampenfieberexperten«, die in der Lage sind, perfekte Analysen des Problems zu servieren, nur erfahre ich nicht, was sie dabei empfinden. Ihr Gespräch beschränkt sich auf Fakten und Informationen statt auf Selbsterlebtes und Selbstgefühltes. In anderen Worten: Sie versuchen ein Problem mit dem Kopf zu lösen, das unsere Gefühle betrifft. Sie klammern sich an rationale Erklärungen und suchen nach Tricks oder Rezepten, die in ihre Aktenablagen wandern, in der Hoffnung, Gefühle so zu vermeiden. Gefühle lassen sich aber nicht mit dem Kopf oder dem Willen lösen, sie wollen erlebt und erfahren werden. Erst wenn wir uns entscheiden, sie als unsere wertvollen Begleiter zu sehen, die unsere Aufmerksamkeit und unseren Respekt verdienen, bringen sie uns das Wissen zurück, das wir brauchen, um ihnen zu begegnen.

Hunger nach Erfolg

Die Verwechslung von Erfolg und Erfüllung ist einer der Hauptgründe für Lampenfieber.

Unsere Gesellschaft ist, wie das Horst-Eberhard Richter in seinem Buch »Leben statt Machen« eindrücklich aufzeigt, vor allem eine Gesellschaft des Machens statt des Seins.[1)] Die Prinzipien, auf denen unsere vom Fortschrittsmythos gezeichnete Welt beruht, sind eng gefaßt: versuchen und immer wieder versuchen, tun und noch mehr tun, leisten, leisten, leisten. Das kollektive Bemühen, im Leistungskarussell mitzurennen und äußeren Erfolg als erstrebenswertes Lebensziel zum Dogma zu erheben, ist eine der am tiefsten verwurzelten Illusionen unserer westlichen Kultur. Ich kann diesen Erfolgsbann, unter dem wir stehen, mit diesem Kapitel zwar nicht beseitigen, aber ich kann Fragen stellen und Alternativen anbieten, die Auswege aus unserem selbstverwalteten Erfolgsgefängnis eröffnen.

Zunächst einmal stellt sich die Frage: Was ist Erfolg? Für mich ist Erfolg das beständige Streben danach, zu wachsen und zu lernen und andere dabei positiv zu beeinflussen. Vier Begriffe spielen dabei für mich eine wichtige Rolle: Ausgeglichenheit von Körper und Geist, Erfüllung durch eine Aufgabe oder Berufung, Lebensfreude und tragfähige Beziehungen. Wirklicher Erfolg ist also nicht in erster Linie ein Ziel, das es um jeden Preis zu erreichen gilt, sondern ein Weg, der uns emotional, geistig und in unserer Leiblichkeit wachsen läßt. Er hat mit der Fähigkeit zu tun, dem eigenen Leben Sinn und Bedeutung zu geben, was sich vollzieht in der Zwischenmenschlichkeit als ein Schaffen miteinander, füreinander, im Bezug aufeinander. Die Einengung von Erfolg auf materiellen Reichtum, weit gereist zu sein oder möglichst viele Menschen zu kennen, also die Fixierung auf Resultate oder Ziele, ist eine Sichtweise, die uns seelisch verkümmern läßt, weil diese Sicht uns die Illusion vermittelt, daß alles mit Willenskraft und Selbstkontrolle erreichbar sei. Der Wunsch, alles unter Kontrolle oder »im Griff« zu haben und Ereignisse so zu manipulieren, daß wir ihnen unseren Willen aufzwingen, die Überzeugung, daß wir nur durch Anstrengung, Willenskraft und Sorge das bekommen, was wir wollen, fördern den Irrtum, daß Erfolg »machbar« sei und linear von Erfolg zu Erfolg fortschreitet. Das Gegenteil ist richtig: Die Suche nach Erfüllung und Wachstum läßt uns den Erfolg als Nebenprodukt zufallen.

Das Bedürfnis nach Erfüllung unterscheidet sich grundlegend vom Hunger nach Erfolg. Erfüllung ist nicht abhängig von Erfolg, und Erfolg ist auch nicht immer mit Erfüllung verbunden. Man könnte sogar sagen, daß der Hunger nach Erfolg dann einsetzt, wenn wir unsere Bedürfnisse nach Erfüllung vernachlässigen oder übergehen. An die Stelle von Erfüllung und Lebensbereicherung tritt die Gier nach Anerkennung oder die Jagd nach der klingenden Münze. Der Drang, andere beeindrucken zu wollen, und die Gier nach materiell sichtbarem Erfolg sind Perversionen lebensnotwendiger Bedürfnisse und führen auf lange Sicht in eine Sackgasse. Beiden gemeinsam ist, daß sie von der Angst beseelt und vom Ehrgeiz angetrieben sind und schließlich dazu führen, sich zu verselbständigen und sich in einer Suchtspirale immer weiter hochzuschaukeln, ohne jemals wahre Befriedigung zu hinterlassen. Das ist auch der Grund, weshalb viele wohlhabende Leute mehr vom Geldmachen verstehen als davon, es auszugeben und zu genießen. Sie versäumen zu leben, weil sie ständig – in der Vorbereitung für das Leben – verdienen und anhäufen müssen. An die Stelle innerer Befriedigung und Erfüllung ist die Sucht getreten, die nur ein Wort kennt: »Mehr«.

Die Verwechslung von Erfolg und Erfüllung ist einer der Hauptgründe für Lampenfieber. Wenn die Motivation »Erfolg um jeden Preis« ist, müssen Ängste auftreten, weil wir von den anderen etwas erwarten und damit abhängig sind von Zielen, die nichts mit der zu leistenden Aufgabe zu tun haben. Wenn wir mit unserem Tun etwas erreichen und beweisen wollen, um unser mangelhaftes Selbstwertgefühl aufzubessern, sind wir gefährdet und leicht zu verunsichern. Getrieben vom »Erfolgstrip«, folgen wir einem fehlgeleiteten Konzept, das von fremdbestimmten Ersatzgefühlen gespeist wird und abhängig macht. Wenn wir auftreten, um zu imponieren, suchen wir etwas anderes als Befriedigung oder Erfüllung. Wir werden zu Sklaven unserer Gier und haben viel mehr zu befürchten, als wenn wir auftreten, um Befriedigung und Erfüllung zu erreichen und unser Wissen oder Können mit anderen zu teilen, um unser Leben zu bereichern. Es macht einen großen Unterschied, ob wir auftreten, um irgendwelche Belohnungen, Ruhm oder Glorie zu erwerben, also etwas, das außerhalb der eigentlichen Aufgabe liegt, oder ob wir einem inneren Gefühl nach Ausdruck und Wachstum folgen, das sich aus sich selbst heraus in Gang hält, unabhängig davon, was wir damit in der Zukunft erreichen wollen.

Wenn wir offen sind, zu lernen und zu wachsen, statt zu »beweisen«, wird die Unterscheidung zwischen »was ich mir wünsche« und »was ich für mein Leben brauche« ein wichtiger Wegweiser. Diese Unterscheidung hat nichts mit semantischer Haarspalterei zu tun, im Gegenteil. Wenn wir nur nach dem Prinzip »was ich mir wünsche« oder »was ich gern hätte« leben, folgen wir häufig dem Diktat unserer Widerstände gegen Wachstum. Für jemanden, der sich am wohlsten im stillen Kämmerlein fühlt, wäre beispielsweise »was ich mir wünsche« die Einsamkeit, was er aber bräuchte, um zu wachsen, wäre sicher das Einüben von Selbstsicherheit unter Menschen. Folgen wir hingegen dem Weg »was ich brauche«, so befinden wir uns auf dem Weg des Lernens und des Ganzwerdens. Er ist sicher nicht bequem, aber er lohnt sich. Davon weiß jeder, der vor der Angst des öffentlichen Sich-Zeigens nicht kapituliert hat, sondern sich der Angst stellt und dabei erlebt, daß am anderen Ufer neues Selbstvertrauen wächst.

Wenn wir dem Wegweiser »was ich brauche« folgen, können wir die Gier nach Erfolg rasch entlarven, weil wir vielleicht entdecken, daß unsere Sehnsucht nach Erfüllung nicht gestillt werden kann durch Applaus. Außerdem werden wir feststellen, daß hinter der Gier nach Erfolg immer auch ein tieferer Mangel liegt, der andere Nahrung braucht. Hinzu kommt, daß es der Umwelt nicht verborgen bleibt, welche Ziele wir verfolgen. Nicht nur auf uns selbst, sondern auch auf unser Publikum wirkt sich unsere innere Einstellung aus. Dies hängt damit zusammen, daß wir alle ständig kommunizieren. Unsere Vorstellungen, Gedanken und Gefühle – unsere innere Kommunikation – haben immer auch eine Wirkung nach außen. Was wir uns vorstellen, was wir beabsichtigen, was wir uns selbst sagen, wie wir unseren Körper benutzen, all dies teilt sich auch nach außen hin mit. Deswegen können wir es letztlich nicht verheimlichen, wenn wir das Publikum benutzen, um zu beeindrucken. Und umgekehrt: Das Publikum spürt auch, wenn wir Freude, Begeisterung und Liebe ausstrahlen, weil wir von unserer Sache erfüllt sind. Was noch wichtiger ist: Der Grad an Erfüllung, den man innerlich erfährt, ist das Ergebnis davon, wie man mit sich selbst kommuniziert.

Unsere inneren Verbündeten

Im Umgang mit Lampenfieber ist es notwendig zu wissen, wie wir unsere nährenden, stützenden Ressourcen für uns selbst einsetzen können.

Nachdem wir nun die charakteristischen Lampenfieberstimmen und -gefühle beleuchtet haben, werden Sie wahrscheinlich einiges aus Ihrer Lampenfieberlandschaft wiedererkannt haben. Wir besitzen aber nicht nur innere Stimmen, die uns einengen, bedrängen oder quälen, sondern wir verfügen auch über innere Verbündete, die in positiven Erfahrungen unserer Vergangenheit, in Szenen, wo uns Mut, Zuspruch und Tröstung zugesprochen wurden, gründen. Wir verinnerlichen nicht nur die Schattenseiten unserer wichtigsten Bezugspersonen, sondern gleichermaßen auch ihre Sonnenseiten. Leider wird in vielen Therapieformen diesen Seiten weniger Aufmerksamkeit geschenkt durch eine einseitige Ausrichtung auf das, was uns behindert. Unsere inneren hilfreichen Ressourcen geraten uns häufig aus dem Blick, weil wir sie für selbstverständlich halten, ihnen deswegen wenig Aufmerksamkeit zollen, und weil wir zu wenig vermittelt bekamen, wie wir unsere nährenden, stützenden Qualitäten für uns selbst einsetzen können.

Im Umgang mit Lampenfieber halte ich es für unabdingbar, auch die Stimmen der inneren Verbündeten zu kennen, sie in schwierigen Situationen verfügbar zu haben. Drei Stimmen spielen dabei eine Rolle: unser innerer Mentor, die Stimme des Vertrauens und die Stimme der Neugier.[1)]

Unser innerer Mentor

Unser innerer Mentor ist ein wertvoller Begleiter, wenn wir uns für ein menschen- und sachzugewandtes Leben entscheiden.

Diese innere Stimme ist wohlwollend, sie ist unser Freund und Berater. Unser Mentor kennt unsere Stärken und Schwächen und will das Beste für uns. Im Gegensatz zum inneren Perfektionisten oder Kritiker offeriert er Wertschätzung und Unterstützung, die wir vor allem brauchen, wenn wir vor Entscheidungen stehen, Probleme zu lösen haben oder einfach Rat und Beistand suchen. Im Gegensatz zum Perfektionisten orientiert er sich an dem, was möglich ist, das heißt an Zielen, die erreichbar sind. Unser Mentor weiß, daß jeder Schritt auf ein Ziel hin bereits ein Erfolg ist. Sein Wissen beruht auf Erfahrungen, die wir im Lauf des Lebens gesammelt haben, und auf Verständnis für unsere Möglichkeiten und Begrenzungen. Auf ihn können wir bauen, wenn wir an uns arbeiten und nach Wegen suchen, um uns zu verbessern und weiterzukommen, denn seine Ratschläge sind von Wohlwollen und Wertschätzung geprägt. Wenn wir uns mit der Frage beschäftigen: »Was habe ich in dieser Lebensphase zu lernen?« können wir mit seiner Hilfe bestimmen, wo wir uns steckengeblieben fühlen, und herausfinden, was der nächste notwendige Schritt ist. Unser Mentor appelliert an unsere eigenen, gesunden Ressourcen und Kräfte, für ihn gibt es so etwas wie Mißerfolge nicht. Es gibt nur Resultate, die wir erreichen, aus denen wir lernen und die wir auch verändern können. Zu den Strategien des Mentors gehören Ermutigung, Disziplin und Empathie. Seine Lehrsätze lassen sich in drei Punkten zusammenfassen: der Weisheit des Körpers vertrauen, den Geist entspannen, sich konzentrieren auf die Wahrnehmung dessen, was gerade ist. Diese Einstellungen unterscheiden sich von der Härte unseres inneren Perfektionisten, dem falschen Mitleid unseres Angsthasen oder der Unerbittlichkeit unseres inneren Kritikers.

Unser innerer Mentor ist unser wertvoller Begleiter, wenn wir uns für ein menschen- und sachzugewandtes Leben entscheiden, das heißt für Ziele, die uns über uns selbst hinausführen. Dabei geht es im Grunde um die ganz nüchterne Frage: »Was will ich?« und um die konkrete Umsetzung der Antwort, für die ich momentan offen bin. Immer wieder begegnet mir der Satz: »Ich würde gern.« Was dieser Satz meist wirklich bedeutet, heißt: »Ich glaube, daß ich dies oder jenes möchte, aber ich werde nichts dafür tun.« Diese Einstellung ist undiszipliniert und hängt damit zusammen, daß viele Menschen mit dem Wort »Disziplin« Entbehrung, Verbissenheit und »du sollst« verbinden. Diese Vorstellung erzeugt inneren Widerstand, denn wenn wir uns selbst sagen »ich sollte«, wird dies von unserem Unterbewußten als »ich möchte eigentlich nicht« interpretiert. Wenn wir etwas wirklich wollen, würden wir niemals sagen »ich sollte«, sondern wir würden es einfach tun, weil wir es wollen. Disziplin ist der Schlüssel für das Tor unserer Ziele und darf nicht mit Selbstkasteiung verwechselt werden. Mit Disziplin besitzt man eine Technik zur Verwandlung von Wünschen in gewünschte Erfüllung. Ohne Disziplin bleibt uns nur, unsere Wünsche und Träume wie Schaufenster zu betrachten, an denen wir vorbeigehen, weil uns die Mittel fehlen, das zu realisieren, was wir wollen. Disziplin meint nicht Selbstverleugnung, sondern Selbsterfüllung. Das hat nichts mit Kontrolle zu tun, sondern mit dem Loslassen von Kontrolle und dem Einlassen auf etwas, das uns über unser angstvolles, kleines Ego hinausbringt, das größer ist, als wir es sind. Letztlich heißt das: weg vom kleinen ängstlichen Ego, hin zur Aufgabe.

Besonders für zwei Arten von Problemen ist unser innerer Mentor zuständig. Die erste ist die Unkenntnis über Wege, die zu bestimmten Lösungen führen, und die zweite sind unsere inneren Barrieren, die uns daran hindern, ein Problem zu lösen trotz unseres Wissens. Auf dem Gebiet des Lampenfiebers gibt es inzwischen einige Rezeptbücher, die sich alle um das »wie werde ich mein Lampenfieber los« drehen. Allen gemeinsam ist, daß sie unsere inneren Widerstände nicht genügend berücksichtigen und den Irrtum fördern, daß dieses Problem mit Willenskraft und Anstrengung lösbar sei. Statt ständig zu fragen »wie?«, sollten wir mit Hilfe unseres inneren Mentors herausfinden, welche Widerstände uns abhalten, gelassen und selbstsicher vor einem Publikum zu stehen. Wenn wir unsere Widerstände akzeptieren und den Wert, den sie für uns haben, erkennen, werden sie uns bewußt und damit veränderbar. Wir können aufhören, krampfhaft nach dem »wie« zu suchen, und kommen zu der weit wichtigeren Frage »warum nicht?«. Fritz Perls verglich das Problem des Widerstandes mit dem Anspannen eines Muskels; wenn wir spüren, daß er angespannt ist, können wir auch lernen, ihn zu entspannen.

Die Stimme des Vertrauens

Sie öffnet das Tor zum Glauben an uns selbst.

Der Satz Goethes »... erwirb es, um es zu besitzen« hat gerade im Hinblick auf das Vertrauen in uns selbst eine wichtige Bedeutung. Besagt er doch, daß wir erst einmal Vertrauen aufbauen müssen, um es verfügbar zu haben. Das heißt also, unser Können und Tun muß auf soliden Säulen ruhen, die nicht durch blindes Vertrauen tragfähig werden, sondern nur durch sorgfältige Arbeit, gründliche Vorbereitung und regelmäßiges Üben unserer Fertigkeiten. Besitzen wir erst einmal die Kontrolle darüber, dann können wir sie auch loslassen. Dieses Loslassen kann zu magischen Momenten führen, die Menschen immer mit Staunen erfüllen, »es hat mich gespielt«, »ich war völlig eins mit allem um mich herum«, »es war wie eine dritte Kraft«, »ein Gipfelerlebnis«. Diese Äußerungen deuten etwas an von dem Geheimnis des Vertrauens, das nicht nur durch Wissen oder Können entsteht, sondern auch durch die Anerkennung der Möglichkeit, daß wir scheitern können. Gestehen wir uns das Scheitern zu, dann geschieht etwas Paradoxes: Wir brauchen nicht mehr das Vertrauen, Erfolg zu haben; je mehr wir zulassen können, daß beides möglich ist – Erfolg oder Scheitern –, um so weniger müssen wir überhaupt über Vertrauen nachdenken.

Unsere innere Stimme des Vertrauens öffnet das Tor zum Glauben an uns selbst. Damit ist sie der Gegenpol zu unserem inneren Zweifler, der uns mit Ungewißheit und Verwirrung sabotiert. Was wir glauben und für möglich halten, bestimmt in einem großen Ausmaß das, was wir können oder auch nicht können. Ein amerikanisches Sprichwort heißt: »Ob du nun glaubst, daß du etwas tun kannst, oder ob du glaubst, daß du es nicht kannst, du wirst immer recht behalten.« Wenn vom Glauben die Rede ist, denken wir gewöhnlich an Dogmen, aber in seiner ursprünglichen Bedeutung des Wortes ist jede Überzeugung, Einstellung oder Leidenschaft ein Glaube, der unserem Leben eine Richtung gibt. Unser innerer Glaube hilft uns, die gesunden Quellen in uns zu erschließen und sie für unsere Wege und Ziele einzusetzen. Der Glaube an uns selbst ist nicht nur ein Kompaß für unsere Ziele, er gibt uns auch die nötige Sicherheit, daß wir dorthin gelangen. Viele Menschen halten den Glauben für ein starres, intellektuelles Konzept, das keinen Bezug zu unserem Tun und unseren Erfahrungen hat. Das Gegenteil ist richtig: Gerade weil der Glaube, den wir haben, viel mit unseren Handlungen und Erfahrungen zu tun hat, weil der Weg zum Glauben zunächst einmal mit Fragen, Zweifeln oder Unglauben gepflastert ist, kann man sagen, daß er nichts Absolutes ist, sondern ein flexibles Produkt der Auseinandersetzung unseres Potentials mit den uns gestellten

Aufgaben. Der Glaube an uns selbst kann uns beflügeln und schützen, er ist die Summe der positiven Erfahrungen, die wir im Lauf des Lebens mit uns selbst gesammelt haben. In der Arbeit mit meinen Klienten stelle ich häufig die Frage: »Auf was können Sie in sich vertrauen?« Weil wir uns viel mehr mit dem beschäftigen, was uns im Alltag behindert, kommen häufig erst einmal Verlegenheit und Zögern als Reaktion. Wenn uns aber deutlich wird, daß wir innere Ressourcen besitzen, die häufig im Verborgenen bleiben, weil wir nicht genügend ermutigt werden, uns mit ihnen zu beschäftigen, dann kommen Gelassenheit und Klarheit auf und die Einsicht, daß wir unseren Glauben selbst wählen können. Es liegt in unserer Entscheidung, einen Glauben zu wählen, der uns unterstützt. Außerdem: Wir erreichen unsere Ziele viel leichter, wenn wir, sozusagen als Fixstern am Firmament, an uns selbst glauben. Das bedeutet, sich klarzuwerden und zuzulassen, daß der Glaube an die eigenen Fähigkeiten magnetisch wirkt, weil er unsere Energien in eine bestimmte Richtung ausrichtet.

Das heißt nun nicht, daß wir automatisch frei sind von Lampenfieber, wenn wir nur fest an uns glauben. Aber es kann zumindest heißen, daß wir unseren Ängsten nicht davonlaufen, weil wir dem in uns trauen können, das stärker ist als unsere Angst – unser Glaube an uns selbst. Auch wenn wir heute oder immer wieder von Ängsten oder Zweifeln geplagt werden, so können wir mit unserer inneren Stimme des Vertrauens doch zumindest aufhören zu lamentieren: »Niemals.«

Die Stimme der Neugier

Sie ist die schöpferische Stimme in uns, die für Freude, Humor und Abenteuer sorgt.

Auf diese innere Stimme zu hören heißt Selbstvertrauen gewinnen. Das ist der Gegenpol zu dem, wofür unser innerer Angsthase sorgt, nämlich Anpassung oder Flucht. Wie unser innerer Mentor ist auch diese Stimme interessiert an unserem persönlichen Wachstum, nur ist ihr Vorgehen anders. Sie ermutigt uns, auszuprobieren, Veränderungen zu suchen, Risiken einzugehen. Sie ist die schöpferische Stimme in uns, voller Entdeckerfreude, neuer Ideen und stets auf der Suche nach persönlichen Lösungen. Für mich persönlich ist die Stimme der Neugier mein wichtigster Verbündeter, weil sie Elemente wie Freude, Humor und Abenteuer in das ernste Geschäft des öffentlichen Auftretens bringt. Vor allem ist sie frei von Vorurteilen und vorgefaßten Erwartungen, sorgt für Überraschungen und bringt Entspannung, weil ihre Haltung etwa so lautet: »Na, wie wird die Reise heute?«

Die Neugier stellt Kontakt her zu dem inneren Kind, das wir einst waren. Erinnern wir uns daran, als Kind hatten wir keine Lernprobleme, wir steckten jeden Erwachsenen in die Tasche, wenn es darum ging, Neues zu entdecken, zu untersuchen und aufzunehmen. Als Kind waren wir neugierig, also gierig nach Neuem. Wir waren begeistert, bezaubert und fasziniert von all den Möglichkeiten, unseren Körper kennenzulernen, unsere Ausdrucksmöglichkeiten zu erproben und die Welt der Gegenstände zu erobern. Wie sieht der typische Erwachsene aus, den unser System produziert? Es scheint, als würde er einer anderen Gattung Mensch angehören, weil er seine Neu-Gier weitgehend eingetauscht hat gegen die sogenannte Normalität.

Es liegt in unserer Hand, ob wir als Erwachsene unsere Entdeckerfreude und Neugier wieder zurückerobern. Sie schlummert in uns und schreit förmlich danach, wieder leben und lernen zu dürfen. Sie ist nicht etwas Neues, das wir lernen müßten, sondern etwas, das viele von uns vergessen haben. Wenn wir uns mit Neugier einem Auftritt nähern, geschieht noch etwas: Wir erleben Lustgefühle, unser Körper wird durchpulst von Vitalität, unsere Phantasie wird beflügelt, und unsere Sinne wachen auf. Die Entdeckungen, die wir mit Hilfe unserer Neugier machen, müssen nicht grandios sein. Eine witzige Einleitung für einen Vortrag, ein originelles Kleidungsstück oder eine bewußtere Körperhaltung genügen manchmal, um Veränderungen in unserer Haltung zum Publikum zu bewirken. Sie müssen auch weder Ewigkeitswert haben noch ständig neu sein. Es geht vielmehr darum, daß wir das Auftreten mit Lustgefühlen erleben und als Lernsituation begreifen. Neugierverhalten erweitert unseren Lebensradius und läßt uns etwas von dem begreifen, was Kierkegaard als den »Schwindel der Freiheit« bezeichnet hat – das Ineinanderübergehen von Angst, Mut und Freude, das uns überkommt, wenn wir plötzlich unsere innere Stärke entdecken. Die Stimme der Neugier ist einer der besten Helfer, die wir in uns haben. Sie kann uns Brücke sein bei unserem Weg heraus aus der Angst in den Mut, weil sie unsere Chancen wittert, wenn wir uns der Angst stellen. Auch wenn wir uns manchmal zitternd auf den Weg machen, spornt sie uns an, weil es so vieles zu entdecken gibt. Das mag vielleicht oberflächlich klingen. Aber letztlich geht es unserer inneren Stimme der Neugier darum, daß wir unsere innere Stärke entdecken. Diese Stärke entdecken wir nur, wenn wir auch unsere Verletzlichkeit anerkennen. Und in unserer Verletzlichkeit liegt schließlich unsere persönliche Wahrheit und – unsere Stärke. Eines der Geheimnisse des Lampenfiebers ist es, daß es uns aus seinem Griff entläßt, wenn wir bereit sind, uns unsere Verletzlichkeit einzugestehen und anzunehmen.

Wege aus dem Lampenfieber

Wir müssen uns auf das Paradox einlassen, ein Mehr an Selbstvertrauen durch die Versöhnung mit unserer Verletzlichkeit zu gewinnen.

Wir kommen keinen Schritt aus dem Lampenfieber heraus, wenn wir nur Worte aufnehmen und in einer distanzierten Lesehaltung bleiben. Diese Haltung kenne ich aus der Arbeit mit manchen Betroffenen, die von mir das erlösende Wort oder das heilende Aha-Erlebnis erwarten, statt sich auf das einzulassen, was sie selbst fühlen und erleben. Es geht also nicht darum, Interessantes über Lampenfieber zu lesen, sondern darum, das eigene Lampenfiebermuster anzuschauen, sich ihm zu stellen und in dieser engagierten Wahrnehmung Erfahrungen zu sammeln und neue Schritte zu wagen. Wir müssen uns auf das Paradoxe einlassen, ein Mehr an Selbstvertrauen durch die Versöhnung mit unserer Verletzlichkeit zu gewinnen. Diese Erkenntnis hängt zusammen mit der Einsicht, daß unsere Gefühle sich zwischen Polaritäten bewegen. Jedes unserer Gefühle, das sich in eine bestimmte Richtung wendet, wird auch sein Gegenteil auf den Plan rufen. Das heißt, wenn ein Teil von uns sehr konservativ ist und Veränderungen ablehnt, dann wird es auch einen Gegenpol dazu geben – einen Teil, der eine Ahnung von Bewegung hat und weitergehen will. Der Teil in uns, der Lampenfieber empfindet, versucht vielleicht, uns auf die bestmögliche Art zu beschützen, die er kennt, aber er bringt uns auch in Kontakt mit seinem Gegenspieler, dem Mut, sich dem Lampenfieber zu stellen und in dieser Wahrnehmung neue Erfahrungen zu machen – Schritte in die Freiheit.

Wie diese Schritte im einzelnen aussehen können, damit werden wir uns im nächsten Kapitel beschäftigen. Zuvor möchte ich aber das Spektrum der inneren Stimmen und Gefühle abrunden mit einer Art von Erfahrung, die einer ganz anderen Dimension anzugehören scheint als die bisher erwähnten inneren Stimmen und Gefühle.

Erhellende Momente

Wenn man bereit ist, sein Bewußtsein zu erweitern und sich den Botschaften des Unbewußten anzuvertrauen, stehen uns unendlich viele Lernmöglichkeiten zur Verfügung.

Es gibt einen Zustand gesteigerter Wahrnehmungsfähigkeit, ein Erlebnis von Einssein mit dem, was wir tun, verschmelzen, wo wir zum Gefäß einer Botschaft oder zum Instrument unseres Geistes werden. Wir sind nicht mehr als Beobachter von der Sache getrennt, sondern wir werden zu dem, was wir tun. In solchen erhellenden Momenten werden Darbietung und Darbietender eins, das heißt, wir werden zu Musik, zu Bewegung, zu Tanz oder zur Botschaft. Auch wenn es nicht alltäglich ist, haben wir doch alle einmal solche Momente, in denen sich unsere inneren Tore plötzlich weit öffnen und wir das Gefühl haben, als würde etwas aus uns herausfließen oder wie aus einer tiefen Quelle nach oben sprudeln. Manche berichten von einem Gefühl, als sei in solchen Momenten etwas von irgendwoher außerhalb ihrer selbst, irgendeine Kraft oder ein ganz anderes Sein über sie gekommen. Unsere Sprache liefert eine ganze Palette von Ausdrücken zur Beschreibung solcher Zustände, sie spricht von der Begegnung mit der höheren Macht, mit dem höheren Selbst, der Inspiration oder dem Göttlichen in uns. Wie man das auch immer nennen mag, man muß nicht religiös sein, um solchen außergewöhnlichen Momenten Beachtung zu schenken. Was wir für möglich halten und wie wir es benennen, hängt davon ab, was wir gelernt haben, für möglich zu halten, oder was wir für möglich zu halten vermögen. Zumindest waren wir alle schon Zeugen von Früchten solcher Erfahrungen, wenn wir ein atemberaubendes Konzert hörten, eine großartige sportliche Leistung verfolgten oder einer Rede lauschten, bei der der Funke übersprang.

Vielleicht hat das, was wir als erhellenden Moment bezeichnen, doch etwas damit zu tun, wie wir dem Strom geistiger Erfahrung begegnen. Das würde bedeuten, daß wir die Flüchtigkeit solcher Momente nicht nur dem Zufall überlassen, sondern uns mit ihnen beschäftigen und ihnen mehr Aufmerksamkeit schenken müssen. Es ist sicher auch kein Zufall, daß sich in unserer heutigen Zeit Forscher aus den unterschiedlichsten Gebieten von der Computerwissenschaft bis hin zur Quantenphysik gerade mit diesem Thema intensiv auseinandersetzen. Auch wenn wir noch keine einheitlichen Theorien dazu vorweisen können, so ist man sich doch einig, daß wir unsere Ansichten über das Bild menschlicher Fähigkeiten, Motivationen und Hemmungen radikal erweitern und ändern müssen.

Faßt man einmal zusammen, was Menschen über solche Augenblicke gesagt haben, dann lassen sich Leitgedanken herausarbeiten, die Bedeutung für unser Thema haben. Wer solche persönlichen Berichte hört, stößt unweigerlich auf die Tatsache, daß wir eine Dimension in uns haben, ich nenne sie in einer paradoxen Formulierung unser »höheres Selbst« und unseren »tiefsten Grund«, die all die anderen Teile in uns überblickt und beobachtet. Dieses höhere Selbst, unser tiefster Grund, ist die Dimension in uns, die sich jenseits aller Polaritäten befindet. Sie ist die Quelle unserer Kreativität, eine Art tiefe Intuition oder wortloses Wissen, das Vergangenheit, Gegenwart und Zukunft gleichzeitig umschließt. Sie ist unser umfassendes, liebevolles, weises und mitfühlendes Selbst. In den Augenblicken, in denen wir uns einer Sache völlig hingeben, uns intensiv auf etwas konzentrieren, in denen wir aus unserem Herzen heraus handeln oder schöpferische Einsichten empfangen, sind wir bereits in Kontakt mit unserem höheren Selbst, unserem tiefsten Grund.

Es stellt sich die Frage: Gibt es für alle einen Weg, wie man die Wellenlänge dieser inneren Erfahrung einstellt und wie man ihr zuhört? Zunächst einmal müssen wir darauf vertrauen, daß wir in uns eine Art inneres Wissen besitzen, das größer ist als unser normales Alltagsbewußtsein. Die beste Methode zur Erschließung dieses inneren Wissens ist das Nach-innen-Lauschen. Denken wir an die Träume eines Descartes, den Schlangentraum von August Kekulé oder den Alptraum von Elias Howe, an Genies wie Edison oder Einstein, die ihre revolutionären Erfindungen nicht in erster Linie dem bewußten Teil ihres Geistes verdanken, sondern ihrem Talent des Nach-innen-Lauschens. Die Art und Weise dieser Erleuchtungen und ihre Auswirkungen variieren von Person zu Person, aber gemeinsam ist ihnen, daß ihnen immer eine bewußt eingeleitete Vorbereitungsarbeit vorausgeht und als Ergebnis dieses Arbeitsprozesses blitzartig etwas Neues wie aus dem Nichts ans Licht tritt. Dieser Zustand kommt überraschend und ohne Vorankündigung, man kann ihn nicht herbeizwingen. Er wird von den meisten Menschen mit der Metapher des Fließens in Verbindung gebracht, was nicht nur eine passende Metapher ist, sondern auch darauf hindeutet, daß wir in diesem Zustand freien Zugang zu Dimensionen haben, deren Pforte uns im Alltagsbewußtsein, das von Aktivität und Kontrolle gekennzeichnet ist, meist verschlossen bleibt. Die Fähigkeit des Nach-innen-Lauschens schlummert in uns allen und wartet darauf, geweckt zu werden. Zuerst gilt es, wie wir schon wissen, unserem höheren Selbst vertrauen zu lernen. Wir alle hören manchmal ein inneres Flüstern oder empfangen plötzlich eine innere Vorstellung, ein Symbol oder Bild, das uns etwas mitteilen will. Ich denke hier an das Beispiel einer Musikerin, die plötzlich eine innere Stimme wie von weit her sagen hörte: »Vertraue deiner Botschaft«, oder eine andere, die die Vision von Licht in ihrem Körper hatte, das sie den Menschen weitergeben sollte. Wenn wir lernen, nach innen zu lauschen, stellen sich Vorstellungen und Visionen ein, die sich von unserer normalen Wirklichkeit unterscheiden. Wenn wir bereit sind, diese inneren Vorgänge und Bilder anzunehmen, dann haben wir einen großen Schritt in Richtung größerer Kreativität getan. Es gibt keine Rezepte für solche Erfahrungen und es bedarf keiner mühsamen Meditationspraxis, um Zugang zu jenen Entdeckungen zu initiieren. Je klarer, zielgerichteter und konzentrierter wir unseren Auftritt vorbereiten, desto besser sind die Voraussetzungen dafür, daß unser Unbewußtes darauf antwortet, wenn wir seine Arbeit nicht stören.

Hier komme ich zum dritten wesentlichen Schritt der Lampenfieberformel »KOMMEN-LASSEN«, »SEIN-LASSEN« – zum »GEHEN-LASSEN«.[1)] Auf einer gewissen Stufe jeder Vorbereitung für einen Auftritt muß man es den verschiedenen »Zutaten« der Vorbereitungsarbeit überlassen, zu »köcheln«. Das heißt, wir müssen die Kontrolle aufgeben, loslassen, abschalten und unserem Unbewußten die Arbeit überlassen, damit unsere Intuition aus der Tiefe die Möglichkeit erhält, durch uns zu wirken. Eine Art tiefe Intuition scheint den Weg unserer Reifung und gesunder Integration zu kennen und wartet förmlich darauf, daß sie uns behutsam in diese Richtung führen kann. Ein bekanntes Beispiel dafür ist das berühmte Eureka (»ich hab's gefunden«) von Archimedes, der sein Problem löste, als er in die Badewanne stieg und dieselbe überlief. Plötzlich wußte er blitzartig die Antwort auf sein Problem. Vorausetzung für diesen Eureka-Effekt ist die bewußte, klare, vollständige und zielgerichtete Vorbereitungsarbeit, mit der wir unser Unbewußtes programmieren.

Da unser Gehirn kein Computer ist, den man nur mit reinen Informationsdaten zu füttern braucht, damit das richtige Ergebnis herauskommt, sondern unendlich viel differenzierter arbeitet und viel komplexere Szenarien geradezu herausfordert, lohnt es sich, einen Auftritt emotional möglichst intensiv und vielfältig vorzubereiten, wobei selbst periphere Angelegenheiten wie Raum, Kleidung, Tageszeit berücksichtigt werden sollen, so daß die verfügbaren Archive unseres Gesamtwissens optimal genutzt werden können. Vergleichbar ist dieser Vorgang mit einer Schwangerschaft, an deren Ende nach einer intensiven Vorbereitungsphase auch das »GEHEN-LASSEN« oder Loslassen steht.

Unser Unbewußtes beschäftigt sich dann am ungestörtesten mit unserer Aufgabe, wenn wir die Kontrolle aufgeben oder uns durch verschiedene Methoden des Loslassens wie Tiefenentspannung, Tagträume oder auch Schlaf ihm anvertrauen – dann öffnen wir uns für die Energien unseres höheren Selbst. Wir können lernen, uns seinen Botschaften zu öffnen, wenn wir uns darin üben, unser Unbewußtes regelmäßig bewußt zu befragen und zu nutzen. Wenn man sich einmal über das noch herrschende gesellschaftliche Tabu hinwegsetzt und bereit ist, sein Bewußtsein zu erweitern und sich den Erfahrungen des Unbewußten anzuvertrauen, um sie auf ein Ziel hin auszurichten, stehen uns unendlich viele Lernmöglichkeiten und Hilfsmittel zur Verfügung, die man zwar schon seit Jahrhunderten kennt, die aber erst neuerdings langsam wiederentdeckt werden.[2)]

Lampenfieber als Vorfreude

Lampenfieber verwandelt sich in Vorfreude, wenn wir unsere Sinne öffnen für das, was wir tun, und nicht mehr vom Habenwollen geblendet werden.

Das Schreiben dieses Buches hat viel gemeinsam mit der Art und Weise, wie man sein Lampenfieberproblem löst. Ich könnte mich von der Angst treiben lassen, daß ich es nie schaffen werde, wenn ich mich nicht dazu zwingen würde; oder ich bin überzeugt, daß ich es schreiben werde, auch wenn es mir manchmal schwerfällt. Beide Möglichkeiten erfordern Disziplin und Einsatz. Wir haben die Wahl, uns für einen der beiden Wege zu entscheiden. Die Entscheidung hängt letztlich damit zusammen: Wie möchte ich mein Leben leben? Will ich mich von der Angst treiben lassen, oder will ich mir selbst Vertrauen schenken?

Selbstvertrauen und Lampenfieber scheinen zwar Widersprüche zu sein, aber sie entspringen beide derselben Quelle – der persönlichen Betroffenheit des Tuns. Ohne Engagement und Begeisterung für unsere Auftritte hätten wir wahrscheinlich kein Lampenfieber, aber auch weniger Selbsterfahrung und Selbstvertrauen. Es ist wert festzuhalten, daß die etymologische Wurzel von Begeisterung bzw. Enthusiasmus »en theos« ist, das heißt »Gott darinnen«. Für mich heißt das, daß die Energie, die für unsere Begeisterung, unseren Einsatz sorgt, von unserem höheren Selbst gespeist wird. Graf Dürckheim spricht in diesem Zusammenhang von Teilhabe an dem uns innewohnenden größeren Leben – unserem Wesen.[1)] Im Einssein mit unserem Wesen läßt sich die Kluft zwischen den verschiedenen Teilen unseres Bewußtseins überbrücken. Das sind die Momente, die ich als erhellende Momente beschrieben habe – unsere Sternstunden, in denen wir uns eins mit uns und der Welt fühlen, wo wir nicht mehr getrennt sind.

Was haben diese Gedanken nun mit dem Lampenfieber zu tun? Auch unsere Lampenfieberenergie stammt letztlich aus der Quelle unseres höheren Selbst, sie wird aber durch unser auf Anerkennung und Durchsetzung bedachtes Ich deformiert, wenn wir unser Sein in den Dienst des Haben-Wollens und Mehr-haben-Wollens stellen. Wenn wir bereit sind, die übersteigerten Ansprüche unseres Ichs fallen zu lassen, können sich die Tore zu unserem höheren Selbst öffnen. Das Tor zu unserem höheren Selbst öffnet sich am ehesten, wenn wir im Schwerpunkt unserer Bewegung sind, wenn wir in Übereinkunft mit uns selbst sind, wenn wir uns wie die Kinder ihrem Spiel hingeben – weil es unserem Sein und nicht irgendwelchen entfremdeten Zwecken entspricht. In solchen Momenten des Seins fließt alles zusammen, unsere Gedanken, unsere Gefühle, unser Körper, wir haben weder zuviel noch zuwenig Bewußtheit – wir sind im Zustand natürlicher Anmut. Dieser Zustand liegt jenseits aller Polaritäten, weil wir in solchen Momenten nicht mehr Suchende sind, denn Hingabe an unser Tun ermöglicht Transzendierung und Selbstfindung. Das Zusammenspiel und die Integration der Kräfte, die in unserem höheren Selbst oder auf einer höheren Ebene enthüllt werden, sind das Ziel unserer Reise. Die Reise einer steten Annäherung, die die beiden Geschwister »Angst« und »Selbstvertrauen« wieder zusammenführen könnte.

Wenn wir erkennen, daß unser Lampenfieber und unser Selbstvertrauen eine natürliche Polarität bilden, die beide aus der Quelle unserer Hingabe an eine Sache gespeist werden, so haben wir einen Schritt in Richtung Integration getan. Wenn darüber hinaus die beiden Elemente – Selbstvertrauen und Lampenfieber – als Ausdruck unseres Selbst zusammenfließen und transformiert werden, dann entsteht das, was ich für das Wesen von Erfüllung halte. Erfüllung entsteht da, wo wir uns einer Sache mit ganzem Herzen hingeben, uns darin verlieren und damit uns wirklich finden – wo wir uns einer Wahrheit öffnen, die größer ist als wir selbst. Wenn wir uns hingeben, sind wir nicht mehr isoliert, sondern erkennen und erleben das Ganze: den ganzen Kosmos, das Nichts, die Fülle Gottes – ganz gleich, mit welchem Begriff das Ganze angesprochen wird.

Betrachten wir das Lampenfieber nochmals im Rückblick, so haben wir mehrere Schichten und Facetten kennengelernt. Die Schicht der inneren Stimme und Gedanken, wo wir das Lampenfieber als etwas kennenlernten, das uns aus dem Gleichgewicht bringt und verunsichert, die Schicht der Gefühle und Widerstände, die wir zu beschönigen, zu verleugnen oder zu vertuschen suchen, und die Schicht, die zum Kern unseres Selbst führt. In der Hingabe an unser Tun, das aus unserem Wesen hervorgeht, kommen wir in Kontakt mit dem, was wir sind. Der Weg, der uns vom Habenwollen und vom Scheinenwollen in eine Welt hinüberführt, in der wir im Sein Erfüllung und Heimat finden, ist gleichzeitig auch der Weg, der unser Lampenfieber in das verwandelt, was es sein sollte – VORFREUDE. Vorfreude auf ein kommendes Ereignis, für das wir uns mit unserem ganzen Wesen eingesetzt haben, weil es uns etwas bedeutet. Lampenfieber verwandelt sich in Vorfreude, wenn wir unseren Körper und unsere Sinne öffnen für das, was wir tun, und nicht für das, was wir haben wollen. Wer sich selbst annimmt und ganz Zentrum seines Tuns oder seiner Bewegung ist, der kann sich auch dem Risiko aussetzen, nicht um jeden Preis gefallen zu müssen. Wer bei sich selbst angekommen ist, muß nicht mehr unbedingt »ankommen«.

Mit der Verwandlung von Lampenfieber in Vorfreude ist ein qualitativer Umschlag in der Beziehung des Menschen zu sich selbst, zur Welt, zu seinen Mitmenschen gemeint, der ein beständiges Begegnen, Erkennen und Sich-Öffnen beinhaltet. Ein lebenslanger Prozeß der beständigen Ich-Überschreitung, in den sich jeder von uns auf seine einzigartige Weise einlassen muß, wenn er nicht gegen die Strömung des Lebens kämpfen, von ihr aufgerieben werden will.

Das Geheimnis dieses Weges liegt im Geben und nicht im Habenwollen. All die »goldenen Mastkälber« von Anerkennung, Karriere und Leistung, um die wir oft bis zur Erschöpfung tanzen, haften an uns, drosseln uns und wirken als Magnet für Gleichartiges. Eine bekannte Weisheit besagt: »Die Welt ist vielleicht nicht gerecht, aber sie ist genau.« Wir erhalten das, was wir erwarten. Solange wir zwanghaft an den Trugbildern des Gewinn-Verlust-Systems festhalten, werden wir zwangsläufig im Schatten unserer Ängste leben und keine Chance haben, das zu sein, was wir sein könnten. Wir werden gewinnen oder verlieren und so manches ergattern, aber dahinter verhungert unser wahres Selbst. Der innere Friede kann sich erst einstellen, wenn wir bereit sind, unsere »goldenen Mastkälber« zu opfern und zu Gebenden zu werden. Die Haltung des Gebens oder Sich-Hingebens bedeutet nicht, daß wir arm werden. Sich einer Aufgabe hinzugeben bedeutet loszulassen, was wir zu verteidigen oder zu ergattern suchen, verletzbar zu sein und das durchscheinen zu lassen, was und wer wir wirklich sind. Das bedeutet auch, übertriebene Selbstkritik und Selbstzweifel aufzugeben. Sobald wir sie loslassen, wird auch die Kritik von außen abnehmen. Wenn wir uns mit uns selbst versöhnen, können uns unsere Ängste nicht mehr aus dem Gleichgewicht bringen. Innerer Friede ist die Verbindung zum spirituellen Selbst und beinhaltet auch Demut – ein Begriff, der heute vielleicht altmodisch klingen mag. Ich verwende diesen Begriff, weil er nützlich ist, um eine Haltung zu beschreiben, die aus dem Herzen und nicht aus dem eitlen Ego stammt. Demut ist die Eigenschaft, die uns erlaubt, offen zu sein, zu empfangen. Hinter dieser Offenheit steckt nicht ein Mangel an Selbstvertrauen, sondern der starke Glaube an sich selbst.

Mit der Bereitschaft, Gebender zu werden, und der inneren Haltung von Frieden erhält unser Lampenfieber eine andere Dimension, in der es nicht mehr um das »Kämpfen« oder »Siegenmüssen« geht, sondern um die Verbindung mit höheren seelischen Energien. Statt der Einstellung »Kämpfen«, die uns anstrengt und angespannt macht, verbünden wir uns mit dem Energiefluß der Freude, die uns öffnet und frei macht. Und zu guter Letzt – vergessen Sie das Lachen nicht! Wenn wir Patzer machen, uns verhaspeln oder stolpern, so ist das schlicht menschlich und ein Grund zum Lächeln. Die Gabe des Humors schafft Abstand und macht uns weit, sie ist eines der wichtigsten Tore zur Selbstliebe. Also lachen Sie hin und wieder!

Praktische Anleitungen zum Umgang mit Lampenfieber

Lampenfieber gibt uns Signale für Lernmöglichkeiten im Persönlichkeitsbereich.

In diesem Abschnitt geht es darum, sich mit verschiedenen praktischen Überlegungen und Bewältigungstechniken vertraut zu machen, die im Umgang mit Lampenfieber hilfreich sein können. Verschiedene Menschen bedürfen verschiedener Methoden, und nicht jede Bewältigungsstrategie hilft in jeder Situation. Was in einer bestimmten Situation gut funktioniert, hilft vielleicht nicht unter anderen Bedingungen. Da das Lampenfieber ein ganzheitliches Phänomen ist, das sich auf unsere Gedanken, Gefühle und auf unseren Körper auswirkt, reicht meist eine einzelne Technik nicht aus. Es ist daher ratsam, mehrere Möglichkeiten zu kennen, um auf die verschiedenen Reaktionsweisen flexibel zu reagieren und je nach Situation das herauszufinden, was am besten geeignet ist.

Grundsätzlich lassen sich zwei Arten von Umgang mit Lampenfieber unterscheiden: die eine, die die Wirkungskompetenz, die andere, die die Ausdruckskompetenz steigert. Die wirkungsorientierte Ausrichtung hat zum Ziel, unsere Selbstdarstellung auf Hochglanz zu bringen. So lernt man in Kommunikationstrainings oder Rhetorikkursen professionelle Kommunikationstechniken, man übt gewandtes und sicheres Auftreten, wie man beeindrucken kann und dabei einen kühlen Kopf behält, wie man optimal wirken und sich verkaufen kann. Zahlreiche Bücher zur Steigerung der Wirkungskompetenz sind in den letzten Jahren erschienen, deren Titel verführerisch klingen: »Erfolgreich reden und überzeugen«, »Auftreten ohne Lampenfieber«, »Nie wieder nervös«, »Das Power-Prinzip«. Diese Versprechungen scheinen mir oberflächlich und konfliktverschleiernd, weil sie uns die Illusion vermitteln, daß mit ein paar Rezepten und Tricks, ein wenig Make-up und Maskerade Persönlichkeitsprobleme korrigierbar seien. Mit geschickten Technologien können wir zwar unsere Fassade polieren, aber wenn wir nur auf Wirkung ausgerichtet sind, entfremden wir uns von uns selbst und von anderen. Die Wurzeln von Lampenfieber bleiben unberührt, denn die Lösung heißt nicht Optimierung der Wirkung, sondern Selbstwahrnehmung und Auseinandersetzung mit dem eigenen Selbstkonzept.

Nun soll aber nicht der Eindruck entstehen, daß wir uns nicht um die Wirkung unseres Auftretens sorgen sollten, denn sobald wir auftreten, bewirken wir schon. Das heißt, wir tragen auch Verantwortung für unsere Wirkung, denn schließlich wollen wir auch etwas mit unserer Selbstdarstellung erreichen. Solange die Wirkung nicht zum Selbstzweck erhoben wird und sich verselbständigt, hat sie durchaus ihre Berechtigung als Unterstützung des Selbstausdrucks und der mitmenschlichen Anteilnahme.

Mein Ansatz, der von einem ganzheitlichen Menschenbild ausgeht, orientiert sich an der Förderung der Ausdruckskompetenz und ist daher eher therapeutisch orientiert. Mich fasziniert der Gedanke, daß das Lampenfieber kein isoliertes Abweichungssymptom ist, sondern Ausdruck individuellen Lebens und in die Gesamtsituation eines Menschen eingebettet ist. Aus dieser Sicht erhält Lampenfieber seinen Sinn: enthält es doch wertvolle Botschaften aus der Goldgrube unseres Unbewußten und damit letztlich eine Aufforderung zur Kurskorrektur unseres persönlichen Lebens. Daher lohnt es sich hinzuhorchen und zu fragen: Was offenbart mir mein Lampenfieber über mein Leben?

Es gibt zahlreiche Hilfestellungen, um den Sinn und die persönliche Bedeutung von Lampenfieber zu entdecken. Allen gemeinsam ist, daß es zunächst einmal darum geht, zu akzeptieren, daß ich Lampenfieber habe und auch bereit bin, dies zuzugeben. Dadurch fällt der Druck weg, das Lampenfieber zu verbergen und zu bekämpfen, außerdem muß man weniger Angst davor haben, daß die Fassade der Selbstsicherheit durchbrochen werden könnte.

Die Lösung von Lampenfieber hängt ganz entscheidend mit der Schärfung unserer Selbstwahrnehmung zusammen. Hier geht es darum, daß wir mitkriegen, was mit uns los ist, daß wir sämtliche Lampenfiebersignale bewußt beobachten und innerlich protokollieren. Dadurch kann sich das Lampenfieber von einer angstmachenden irrationalen Erscheinung in ein interessantes Forschungsobjekt verwandeln, dem ich mit Neugier begegne. Mit dieser Einstellung erhält Lampenfieber einen Lernaufforderungswert, das heißt, es gibt uns Signale für Lernmöglichkeiten im Persönlichkeitsbereich.

Unser Körper ist unser Garten

Die Physiologie ist eines der mächtigsten Werkzeuge, um Lampenfieberzustände in kürzester Zeit zu verändern.

Bis jetzt haben wir vom Lampenfieber vor allem im Zusammenhang mit Gedanken und Gefühlen gesprochen. Wir haben gelernt, daß gewisse innere Einstellungen und Haltungen verschiedene körperliche Symptome von Lampenfieber erzeugen, weil sie Botschaften an unser Gehirn und unser Nervensystem schicken. Unser Körper beeinflußt aber auch umgekehrt unser Denken und Fühlen. Untersuchungen, die erst allmählich bekannt werden, befassen sich damit, wie unser Gesichtsausdruck unser Befinden beeinflußt, und gelangen zu dem Schluß, daß beispielsweise Lächeln und Lachen biologische Prozesse in Gang setzen, wie die Erhöhung des Sauerstoffgehalts des Blutes, die Blutzufuhr zum Gehirn und die Ausschüttung von Neurotransmittern, die uns veranlassen, uns tatsächlich besser zu fühlen. Ähnliches gilt auch für den Ausdruck von Wut oder Ärger – nehmen Sie eine verärgerte Miene an, und Sie werden sich auch so fühlen.

Inzwischen wurde wohl folgendes deutlich: Lampenfieber kann konzentrationsfördernd und leistungssteigernd wirken oder eine Belastung sein, die sich hemmend und behindernd auswirkt. Allgemein kann man sagen, daß bei steigender Erregung auch das Leistungsniveau zunächst einmal ansteigt, bis ein optimaler Punkt der Erregung erreicht ist. Steigt der Erregungsstand über diesen Punkt hinaus, kann sich die Leistung dramatisch verschlechtern. Das bereits im Jahre 1908 von Yerkes und Dodson aufgestellte Gesetz hat diesen Zusammenhang wissenschaftlich belegt.[1)]

Es geht also darum, einen optimalen Erregungszustand herauszufinden, d. h. jenes Maß an Spannung, das für eine aufzubringende Leistung notwendig ist, um weder zu wenig noch zu stark aktiviert zu sein. Dieser optimale Erregungsgrad wird von jedem Menschen anders empfunden und ist auch je nach Aufgabenstellung verschieden. David Pargman, der sich mit dieser Thematik ausführlich beschäftigt, betont, daß es für jede Person den optimalen Erregungszustand gibt, der notwendig ist, um die bestmögliche Leistung zu erzielen.[2)] Für grobmotorische Leistungen wie Diskuswerfen oder Gewichtheben bedarf es eines höheren Grades an physiologischer Erregung, um die Ausdauer und die Kraft der involvierten großen Muskelgruppen zu steigern und um der muskulären Erschöpfung entgegenzuwirken, als etwa für feinmotorische Aufgabenstellungen, die eine Kontrolle an Feinkoordination erfordern. Dies erklärt auch die offenkundige Aggression, die in manchen Umkleidekabinen kurz vor einem Wettkampf herrscht. Stampfen, rhythmisches Singen oder Schreien sollen dazu dienen, die Erregung hochzutreiben als Vorbereitung auf den Kampf, weil man davon ausgeht, daß ein hohes Maß an Erregung nötig ist, um in Höchstform zu kommen.

Beobachten wir hingegen einen Pianisten kurz vor seinem Auftritt, so ergibt sich ein völlig anderes Bild. Er meditiert vielleicht gerade oder entspannt sich mit Autogenem Training. Er vermeidet, sich hochzuputschen, weil er weiß, daß er ruhig bleiben muß, um eine optimale Leistung zu erbringen. Diese Einsicht ist leicht überprüfbar: Versuchen Sie nach einer hitzigen Debatte eine feinmotorische Tätigkeit auszuführen, z. B. einen Knopf anzunähen. Sie werden wahrscheinlich feststellen, daß Sie dazu mehrere Anläufe und viel mehr Zeit brauchen, als wenn Sie die gleiche Tätigkeit nach dem Hören von meditativer Musik ausführen.

Halten wir fest: Grobmotorische Aktivität bedarf eines höheren Grades an physiologischer Erregung als feinmotorische Aktivität. Der Grobmotoriker wird also eher Methoden der Aktivitätssteigerung wählen, die seine Körperchemie ankurbeln, wie aktivierende Selbstgespräche, Bewegung, Anfeuerung von außen oder rhythmisch akzentuierte Musik, während der Feinmotoriker besser bedient ist mit Entspannungs- und autosuggestiven Techniken. Was aber der angemessene Grad an Erregung für die jeweilige Aufgabe ist, läßt sich nur schwer verallgemeinern, da jeder sein eigenes, ihm zuträgliches Maß an Erregung finden muß. Dies setzt voraus, daß wir unsere persönlichen Neigungen kennen und für unsere Körpersignale empfänglich sind. Zu lernen, wie man mit Lampenfieber umgeht, heißt zu lernen, seine eigenen körperlichen Reaktionen zu deuten und die Fertigkeiten zu entwickeln, die notwendig sind, um die blockierenden Lampenfiebereffekte zu neutralisieren.

Die Physiologie ist eines der mächtigsten Werkzeuge, die wir besitzen, um Lampenfieberzustände in kürzester Zeit zu verändern. Wenn wir unsere Physiologie verändern – unsere

Körperhaltung, unsere Atmung und das Spannungsmuster in unseren Muskeln –, dann verändern wir auch unseren emotionalen Zustand. Je besser wir mit unserem Körper umgehen, desto besser wird unser Gehirn funktionieren. Das ist die Grundlage der Arbeit von Moshe Feldenkrais, der entdeckte, daß man durch die Arbeit auf kinästhetischer Ebene Selbstbild, seelische und geistige Zustände verändern kann. Nach seiner Auffassung hängt die Qualität unseres Erlebens von der Qualität unserer Bewegung ab.[3)]

Es gibt zwei Möglichkeiten, mit den Körpersymptomen des Lampenfiebers umzugehen: Wir können sie abschwächen, reduzieren oder neutralisieren; oder wir können sie intensivieren und akzentuieren. Ein wichtiger Aspekt dabei ist die persönliche Stimmigkeit. Wenn ich also beispielsweise vor Angst zitternde Knie habe und mir dabei einrede: »Ich bin ganz ruhig«, dann bin ich nicht stimmig.

Jeder kennt wohl dieses Gefühl der Unstimmigkeit, wenn ein Teil von uns etwas will, aber ein anderer Teil sich dem widersetzt. Stimmigkeit bedeutet, mit dem mitgehen, was gerade ist. Körper, Worte und Handlungen müssen übereinstimmen.

Umgang mit körperlichen Lampenfiebersymptomen

Der Prozeß »KOMMEN-LASSEN, SEIN-LASSEN, GEHEN-LASSEN« läßt sich auch auf den Umgang mit dem Körper anwenden.

Im Umgang mit den inneren Stimmen und Gefühlen habe ich diesen Prozeß beschrieben, der sich auch im Umgang mit dem Körper anwenden läßt: KOMMEN-LASSEN heißt, sich zutiefst so wahrzunehmen, wie wir jetzt sind. Statt auf Änderung zu drängen, um Symptome zu vermeiden, ist es viel nützlicher, sie zu beobachten, sie zuzulassen und sie tiefer wahrzunehmen. Es geht darum, mit dem körperlichen Erleben in Fühlung zu kommen und wahrzunehmen, was es da zu entdecken gibt. Was ist das für ein Gefühl in meinem Körper? Wahrscheinlich empfinden Sie so etwas wie Aufregung – Ihr Herz schlägt, Sie sind angespannt oder haben ein Schmetterlingsgefühl im Magen. Wahrscheinlich erleben Sie diese Empfindungen als unangenehm, beängstigend oder als Schwäche. Statt sie so negativ zu etikettieren, versuchen Sie sie als Erregung zu akzeptieren und noch deutlicher wahrzunehmen. Beobachten Sie Ihre Erregung mit Neugierde, vielleicht können Sie dieses Gefühl auch ein wenig genießen. Alle Energie, die sonst im Widerstand gegen die verschiedenen körperlichen Effekte blockiert ist, wird damit zur Teilhabe am Geschehen Ihres Körpers verfügbar.

Der zweite Schritt führt zum SEIN-LASSEN und heißt Identifikation mit meinem Erleben im Hier-und-Jetzt und führt zum Prägnantmachen dieses Erlebens. Dazu gehört die Anerkennung, daß dies mein Erleben ist, ob es mir gefällt oder nicht. Fazit: »Das bin ich, und ich bin so.« Damit das jeweilige Erleben prägnanter und akzentuierter wird, intensivieren wir es. Das heißt, wir übertreiben oder verstärken jede Empfindung von Spannung, jedes Unbehagen, jede Erregung. Statt die Spannungen zu vermindern, tun wir also genau das Gegenteil – wir übertreiben sie. Wenn Sie beispielsweise ein Zittern in den Händen spüren, intensivieren Sie das Zittern. Wenn Sie Muskelspannungen fühlen, verstärken Sie zeitweilig die Spannung in den betreffenden Muskeln. Wenn Sie kalte Hände haben, dann konzentrieren Sie sich darauf, Ihre Hände noch kälter zu machen. Wir können diese Erfahrung der Intensivierung noch vertiefen, wenn wir den Symptomen mehr Ausdruck geben. Bleiben Sie mit den Symptomen in Fühlung und versuchen Sie, sie durch Bewegung anzutreiben, oder lassen Sie sie in eine Art von stimmlichem Ausdruck einmünden. Machen Sie irgendwelche Töne, Klänge oder Geräusche, die dem Ausdruck geben, was in Ihnen vorgeht. Dabei soll man ruhig etwas übertreiben, um das Erlebte prägnant zu machen.

Intensivierung von Symptomen heißt Identifikation mit meinem Erleben und Akzentuierung meines Erlebens: Anerkennung, daß dies mein Erleben ist, und Vertiefung des Erlebens. In der Intensivierung sind wir nicht mehr Opfer eines bestimmten Gefühls oder Zustandes, sondern wir gehen damit um, spielen oder experimentieren damit und begeben uns in eine Position engagierter Distanz, in der wir unser Lampenfieber von außen betrachten. Wir werden zum teilnehmenden Beobachter unseres Lampenfiebers, das heißt, wir nehmen eine exzentrische Position zu unseren Gefühlen ein und können daher nicht mehr von ihnen überschwemmt oder überwältigt werden.

Der dritte Schritt führt zum GEHEN-LASSEN und zum Loslassen von Spannungen. Das Ziel ist nicht komplette Entspannung, denn komplette Entspannung kann nur durch vollständige Ruhigstellung erreicht werden, sondern eine angemessene, »lockere« Spannung, die weder Erschlaffung noch Verspanntheit beinhaltet – eine wache, energievolle Gelöstheit.

Körperwahrnehmung

Der Mißbrauch unseres Körpers auf der Bühne ist die übersteigerte Form unseres alltäglichen Körpermißbrauchs. Also müssen wir an der Selbst-Erfahrung des Alltags ansetzen.

Jeder, der von Lampenfieber spricht, drosselt auf irgendeine Weise seinen Körper. Der Körper ist nicht genug offen, er wird festgehalten oder ist zu schlaff und daher blockiert. Das bedeutet letztlich – zu. Da unser Körper ein »Gewohnheitstier« ist, bringt es nicht viel, wenn wir im letzten Moment vor einem Auftritt eine Entspannungstechnik aus unserem seelischen »Erste-Hilfe-Koffer« hervorholen. Es entsteht bestenfalls eine Konditionierung, d. h. eine festgelegte Reaktion, die zudem mit der gleichzeitig empfundenen Gefühlslage – Lampenfieber – gekoppelt wird. Bei Lampenfieber geht es um viel mehr als einfach darum, eine Spannung zu »entspannen«, wie es mit den Fäden einer Marionette geschieht. Im Gegensatz zu einer Technik oder Übung, die immer hervorgeholt wird, wenn wir nervös sind, die stets das gleiche Ziel hat und oft als gefühlloses Loslassen praktiziert wird, wie das bei vielen Entspannungsübungen der Fall ist, geht es beim Lampenfieber zunächst einmal um die Bewußtwerdung des Körpers an sich. Dies hat nichts mit den bekannten Mustern von Manipulation oder Kontrolle zu tun, sondern mit der Entdeckung des Zu-sich-selbst-Kommens. Wenn wir unseren Körper als uns zugehörig erleben und nicht als Reaktion auf reale oder phantasierte Urteile anderer, entziehen wir dem Lampenfieber den Boden. Dann kann unsere eigene Person durchdringen und Ausdruck gewinnen und die eigene fühlbare Wirklichkeit schwerer wiegen als die Erwartungen von anderen.

Warum im Alltag beginnen? Immer wenn wir öffentlich auftreten, bringen wir uns in eine für Geist und Körper herausfordernde Situation, auf die wir mit Mustern antworten, die zu unserem täglichen Repertoire gehören. Wir entwikkeln auf der Bühne nichts Neues, sondern nur das, was ohnehin zu uns gehört, wenn auch in übersteigerter Form. Der Mißbrauch unseres Körpers auf der Bühne ist letztlich nur die übersteigerte Form unseres alltäglichen Mißbrauchs des Körpers. Also müssen wir dort ansetzen, wo die Quelle des Umgangs mit dem Körper sitzt – nämlich im Alltag.

Wer nicht nur störende Lampenfiebersymptome lindern will, muß an der Basis ansetzen, an der konkreten Selbst-Erfahrung des tagtäglichen Vollzugs des Lebens. Ein solcher Ansatz hat nichts mit motorischem Aktivismus oder Fitnessübungen zu tun. Im Gegenteil – es geht um das Finden der eigenen Bewegungen von Gelöstheit, Leichtigkeit, Schwere und Rhythmus, um ein Gelingen, das nicht durch zwanghaftes Wollen oder Üben zu erreichen ist, sondern sich durch inneres Wohlbehagen wie von selbst einstellt. Wenn wir unseren eigenen Wahrnehmungen trauen lernen und folgen, werden wir nicht nur fähig sein, unsere eigenen Bewegungen durch unsere Körperwahrnehmung zu leiten, wir werden auch in der Lage sein, sie uns vor unserem geistigen Auge vorzustellen, sie zu denken und dadurch mental zu üben. Wichig ist dabei, daß wir uns bei allen Körpererfahrungen wohl fühlen. Dann sind alle Gehirnfunktionen funktionell besser miteinander verbunden – alle Teilsysteme nehmen am Lernen teil.

Wenn Sie dieses Buch gerade lesen, halten Sie einen Moment inne und nehmen Sie wahr, in welcher Position Sie sich gerade befinden. Ist Ihr Rücken gebeugt oder gestreckt? Was machen Ihre Schultern, Ihre Arme, Ihr Kopf? Ihre Füße? Wie ist Ihr Gesichtsausdruck? Gibt es bestimmte Körperempfindungen? Beobachten Sie sich mit Neugier und sammeln Sie Ihre Beobachtungen, denn diese geben Auskunft darüber, wie Sie das tun, was Sie tun. Erst wenn wir wissen, wie wir etwas tun, können wir es auch verändern; auf dieser Einsicht gründet eine ganze Technik – die Alexander-Technik –, auf die ich später zurückkommen werde. Schon allein die Tatsache, daß wir uns selbst beobachten, ist ein Gegenpol zu blinder Gewohnheit und überhaupt die Voraussetzung dafür, alte, dysfunktionale Muster zu verändern und durch neue zu ersetzen.

Übertragen Sie die eben gemachte Erfahrung auf sämtliche Aktivitäten, die Ihr Leben ausmachen. Widmen Sie Ihrer Selbstbeobachtung täglich Zeit, halten Sie immer wieder inne und nehmen Sie wahr, wie Ihre Gewohnheiten und Muster ablaufen – nicht nur die körperlichen, auch die mentalen und emotionalen Gewohnheiten. Es geht nicht darum, eine bestimmte Zeitspanne dafür einzuräumen, sondern innerhalb des Alltags immer wieder einzuhalten. Auf diese Weise können wir viel mehr über uns selbst erfahren, als wenn wir einen speziellen vom Alltag abgehobenen Raum dafür einrichten.

Beobachten Sie sich, wie Sie stehen, z. B. beim Einkaufen oder bei einem Gespräch. Wie ist Ihr Gewicht verteilt? Spüren Sie Ihre Füße? Was ist Ihre bevorzugte Kopfneigung? Beobachten Sie sich beim Sitzen, verlagern Sie Ihr Gewicht mehr nach rechts oder nach links? Wenn Sie sich malen müßten, wie Sie sitzen, wie würde dieses Bild aussehen?

Wie bewegen Sie sich beim Gehen? Wie ist Ihr Gewicht verlagert? Gibt es einen Körperteil, der führt? Wie verändert sich Ihr Gang, wenn Sie müde, ärgerlich oder freudig sind? Gibt es bestimmte Gedankenmuster beim Gehen? Was beobachten Sie bei anderen Menschen, die an Ihnen vorübergehen? Wie sieht Ihr Bewegungsmuster beim Treppensteigen oder beim Bücken aus?

Wie sprechen Sie? Auch wenn es im ersten Moment vielleicht befremdend für Sie ist, halten Sie ruhig ein Selbstgespräch vor dem Spiegel und richten Sie Ihre Aufmerksamkeit auf Ihren Mund, Ihren Kiefer, Ihr Kinn, Ihre Augen und Ihren Kopf. Was tun Ihre Hände und der Rest des Körpers? Gibt es Körperteile, die sich anspannen, wenn Sie sprechen? Welche Gefühle und Gedanken steigen auf, während Sie sich im Spiegel betrachten?

Prüfen Sie Ihre Alltagsgewohnheiten. Wie wachen Sie auf, was sind Ihre ersten Empfindungen? Wie bewegen Sie sich aus dem Bett? Was ist Ihre spontane Reaktion, wenn das Telefon oder die Haustürglocke läutet?

Bevor wir überhaupt gezielt an Symptomen arbeiten, müssen wir uns erst einmal kennenlernen und erfahren. Ohne Selbsterfahrung keine Selbstveränderung. Dieser Ansatz unterscheidet sich von Trainingsprogrammen, die uns von außen her Haltungen aufzwingen und dabei außer acht lassen, daß Selbstwertgefühl in Selbsterfahrung gründet. Das scheint mir auch der Grund für das Scheitern mancher Trainingsprogramme zu sein. Statt von außen müssen wir von innen her ansetzen.

Es ist schon viel gewonnen, wenn wir aufhören, uns mechanisch zu bewegen, und statt dessen bewußter wahrnehmen, wie wir uns durch das Leben bewegen – wir entdecken dabei unsere Lebensmuster. Erlernen wir neue Bewegungsmuster, dann entstehen auch neue Lebensmuster. Ich möchte hier eine neue Gewohnheit einführen, die uns Gelegenheit gibt, still zu werden, achtsam und aufmerksam, ähnlich wie Kinder es tun, wenn sie mit Leib und Seele bei einer Sache sind. Sie läßt uns die körperliche und geistige Ruhe finden, die uns erlaubt, vollkommen bei dem zu sein, was wir gerade sind. Es ist eine Möglichkeit vertiefter Selbstwahrnehmung, die ich von F. M. Alexander, dem Vater der »Alexander-Technik«, übernommen habe. Ich meine die Gewohnheit des täglichen Liegens als bewußte Unterbrechung unserer täglichen Aktivitäten. Es ist viel einfacher, sich im Verhältnis zum Boden wahrzunehmen, als im Raum stehend, wo uns nur Luft umgibt. Der Boden ist so etwas wie ein neutraler Freund, der uns deutlich Veränderungen erkennen läßt. Wenn wir anhand von neuen Gewohnheiten eigene Grenzen erweitern, teilt sich diese Erfahrung über die entsprechenden Nervenbahnen unserem Gehirn mit, wo sie sich einprägt und fortan jederzeit auch abrufbar ist. Wir beginnen also nicht bei den Lampenfiebersymptomen direkt, sondern erst einmal damit, daß wir unser unaufhörliches Tun und Machen anhalten und innehalten und damit einen Kontrapunkt gegenüber unseren eingefleischten Gewohnheiten setzen, der unserem Körper Raum und Zeit gibt, sich zu erneuern, um wieder frei zu funktionieren. Um ein Optimum an Sammlung zu erreichen, sollten wir dafür täglich fünfzehn Minuten investieren.

Sammlung

Legen Sie sich auf den Boden. Schieben Sie nun zwei oder drei Bücher unter Ihren Kopf – bis Ihre Wirbelsäule ganz flach am Boden aufliegt und sich nicht mehr durchwölbt. Nehmen Sie sich Zeit anzukommen. Legen Sie die Hände locker auf Ihren Unterbauch und winkeln Sie die Beine an. Bleiben Sie in dieser Stellung mindestens 15 Minuten lang liegen und atmen Sie dabei ganz natürlich ein und aus. Sie werden erstaunt sein, wie erfrischt und energiegeladen Sie nach dieser Übung sind. Diese Liegeübung durchbricht die tägliche Routine falschen Körpergebrauchs, der Körper kann sich wieder ausrichten, sein Gleichgewicht wiedererlangen, und die Atmung wird weiter und freier.

Bewegungsmuster und Lebensmuster

Wenn es uns gelingt, die Muskeln im Körper zu entspannen, dann entspannt sich auch unsere mentale Verfassung.

Körpersymptome des Lampenfiebers lassen sich angehen, wenn wir uns mit der kinästhetischen Wahrnehmung unseres Körpers befassen, d. h. mit der Empfindung für unsere Muskeln, Sehnen und Gelenke – unsere Bewegungsempfindung. Erst wenn wir Zugang zu unseren Bewegungsempfindungen haben, können wir sie auch gezielt beeinflussen. Zur Verdeutlichung dessen, was ich unter Bewegungsempfindung verstehe, lassen Sie uns mit einem einfachen Experiment beginnen:

Schließen Sie Ihre Augen.
Heben Sie Ihren Arm ganz langsam in Richtung Decke an, bis er völlig gestreckt ist.
Verfolgen Sie dabei jede aufkommende Empfindung...

Ihrem kinästhetischen Sinn verdanken Sie es, daß Sie diese Aufgabe bei geschlossenen Augen durchführen konnten. Wir müssen also nicht sehen, was wir tun, wir können unserem kinästhetischen Sinn trauen, er sorgt für Koordination, Richtung und Wohlgefühl. Zur Vertiefung des Körpergefühls schlage ich nun einige grundlegende Wahrnehmungsübungen vor sowie ein paar gezielte Übungen für bestimmte Symptome und Kurzentspannungsmöglichkeiten direkt vor einem Auftritt.

Wahrnehmung des Körpers

Legen Sie sich mit dem Rücken auf eine nicht zu weiche Unterlage.
Die Arme liegen seitlich neben dem Körper, die Handflächen nach unten, die Beine sind leicht gespreizt.
Schließen Sie die Augen und lassen Sie Stille einkehren.
Spüren Sie den Kontakt Ihrer Rückseite zum Boden.
Richten Sie Ihre Aufmerksamkeit in den linken Fuß, die Zehen, die Ferse, den Ballen und in das Fußgelenk.
Wechseln Sie nun über zum rechten Fuß, nehmen Sie ihn in der gleichen Weise wahr.
Wandern Sie mit Ihrer Wahrnehmung in das linke Bein, Knie, Oberschenkel und Hüften und dann in das rechte Bein. Nehmen Sie einfach wahr, als würden Sie Ihren Beinen zuhören, ohne sie »zurechtrücken« zu wollen. Lassen Sie Vorstellungen, Bilder und Gefühle zu. Sie können noch mehr über Ihre Beine erfahren, wenn Sie

mit den verschiedenen Teilen in einen Dialog treten, z. B. »Knie, was hast du mir zu sagen?«
Richten Sie Ihre Aufmerksamkeit nun auf Ihre Arme, vergleichen Sie beide Arme miteinander. Versuchen Sie die Unterschiede zu finden und für sich zu benennen. Gehen Sie in Ihre Finger, Hände, Handgelenke, Unterarme, Ellbogen, Oberarme, Schultern und weiter in Ihren Kopf. Spüren Sie, wie er aufliegt, wie sich Ihre Kopfhaut anfühlt. Wandern Sie weiter zu Ihren Ohren, der Stirn und den Augenlidern. Beobachten Sie, ob Sie dort Spannungen fühlen. Gehen Sie weiter zu den Augen, der Nase, den Wangen und den Lippen und in das Mundinnere zu Ihren Zähnen und der Zunge. Erforschen Sie das Innere Ihres Mundes, die obere und die untere Wölbung und den Raum dazwischen.
Beobachten Sie Ihren Atem, wo die Luft eintritt und wieder nach außen strömt. Spüren Sie, wie der Atem Ihren Nacken, Rücken und Brustkorb hebt und senkt.
Sprechen Sie mit den einzelnen Körperteilen, die Ihr Interesse anziehen, und lassen Sie sich von Vorstellungen und Bildern leiten.
Lenken Sie Ihre Aufmerksamkeit in die Bereiche Brustkorb, Rippen und hinab in Ihr Becken.
Erforschen Sie Ihr Becken, gehen Sie ins Gesäß und von dort aus in den Rücken.
Gehen Sie ruhig einige Male an Ihrer Wirbelsäule entlang – vom Becken bis zum Schädelrand. Können Sie feststellen, ob sich das Verhältnis Ihrer Wirbelsäule zum Boden mit Ihrer Ein- oder Ausatmung verändert?
Gehen Sie dann etwas weiter im Spüren in Ihr Zentrum unterhalb des Nabels – Ihr Hara – und suchen Sie von dort aus Kontakt zu Ihrem Magen, Ihrer Leber und Ihren Eingeweiden und suchen Sie immer wieder den Dialog.

Nehmen Sie sich für diese Reise so viel Zeit, wie Sie brauchen. Es lohnt sich, so langsam und sorgfältig wie möglich den vielfältigen Wahrnehmungen zu folgen und, wenn nötig, bei ihnen zu verweilen. Sie müssen auch nicht unbedingt meiner vorgeschlagenen Route folgen, aber beobachten Sie sich dabei. Wo halten Sie sich gern oder weniger gern auf? Welche Teile übergehen Sie?

Muskelspannung

Wir alle wissen, daß ein guter Muskeltonus ausschlaggebend für unser Wohlbefinden ist. Aber was heißt das – ein optimaler Muskeltonus? Da gibt es die fitten Athleten, die unbeirrbaren Jogger, die aber, wie wir neuerdings wissen, im Alter an Abnutzungserscheinungen leiden. Ist es da nicht sinnvoller, sich von Bodybuilding und Fitneßzentren fernzuhalten und statt dessen lieber zu meditieren? Die Antworten sind wie in Fragen der Ernährung verwirrend, deswegen halte ich es lieber mit dem gesunden Menschenverstand und behaupte: Maximales Ergebnis bei minimalem Aufwand an Muskelanstrengung. Guter Muskeltonus heißt also, gerade soviel Spannung wie nötig für eine bestimmte Aktion – nicht mehr und nicht weniger. Das Gegenteil, der unzweckmäßige Einsatz der Muskeln, heißt demnach, zuviel oder zuwenig Spannung in den Muskeln.

Bei Lampenfieber haben wir in der Regel zuviel Muskelanspannung im Körper, die Angst läßt die Muskeln kontrahieren, was wiederum beweist, wie unsere Gedanken auf tiefe und machtvolle Art unseren Körper beeinflussen. Das gleiche gilt aber auch umgekehrt, unsere Muskelspannung beeinflußt unsere Gedanken. Wenn wir also denken, daß wir angespannt sind, reagieren unsere Muskeln, indem sie sich noch mehr zusammenziehen, und wenn wir uns vorstellen, wie sich unsere Muskeln z. B. im Nacken langsam lösen, fühlen sie sich angesprochen und entspannen sich allmählich, was im Zusammenhang mit unserer Lampenfieberthematik bedeutsam ist. Wenn es uns nämlich gelingt, die Muskeln im Körper zu entspannen, dann entspannt sich auch unsere mentale Verfassung – wir fühlen uns ruhiger und gelöster. Für Sportler sind diese Gedanken fester Bestandteil ihrer Vorbereitung, im Gegensatz etwa zu Musikern, die sich damit bisher viel zu wenig befaßt haben. Von Spitzensportlern können wir lernen, wie wir über unseren Körper unsere Psyche beeinflussen können. Ich habe mir ihr Wissen zunutze gemacht und ein paar Vorschläge zusammengestellt:

Sich lösen

Die meisten Menschen heutzutage befinden sich in einem ständigen Spannungszustand, manche merken schon gar nicht mehr, daß sie in Spannung leben. Sie sind daher auch nicht in der Lage, selbst Ausgleich zu schaffen. Lampenfieber ist ja letztlich nur eine Steigerung des Teufelskreises »Anspannung – Verkrampfung«. Daher verlassen wir zunächst einmal die eingefahrenen Geleise und lassen zu, daß unsere Überspannungen entweichen dürfen. Wir beginnen damit loszulassen, d. h. uns von etwas zu lösen, es bleiben zu lassen oder freizulassen. Dies erfordert aber auch, daß wir unseren Willen ausschalten und einfach zulassen, daß sich körperliche Sperren und Blockaden lösen können.

> Setzen Sie sich aufrecht auf einen Hocker und legen Sie die nach oben geöffneten Hände auf die Oberschenkel. Der Rücken ist gerade.
> Schließen Sie die Augen und zentrieren Sie den Kopf in der Mitte und pendeln ihn so lange aus, bis er nach allen Seiten hin völlig frei von Spannungen ist.

Lauschen Sie Ihrem Atem und lassen Sie ihn, ohne etwas zu tun, kommen und gehen.
Spüren Sie, wie Ihre Muskeln müde werden, wie Sie in ein Gefühl von Wärme und Schwere eintauchen. Verharren Sie so und lassen Sie zu, was geschieht.
Nach einer Weile nehmen Sie Ihre Entspannungshaltung wieder zurück, indem Sie einige Male tief durchatmen, Ihre Muskeln an- und wieder entspannen und herzhaft gähnen.
Ihre Glieder sind jetzt leicht und beweglich, Sie fühlen sich wach und öffnen die Augen.

Gelassen werden

Legen Sie sich auf eine Unterlage auf den Boden.
Die Arme liegen seitlich neben dem Körper, die Handflächen nach unten, die Beine leicht geöffnet mit den Fußspitzen nach außen.
Schließen Sie die Augen und lassen Sie Stille einkehren.
Stellen Sie sich vor, Ihr Körper wäre ein mit Wasser vollgesogener Schwamm, der auf der Erde liegt und von dem Wunsch beseelt ist, das Wasser aus sämtlichen Poren loszuwerden.
Öffnen Sie gedanklich die Poren Ihrer Fußsohlen und lassen Sie das Wasser entweichen und schließlich verdampfen.
Mit dieser Vorstellung wandern Sie in sämtliche Körperteile: Beine, Beckenraum, Brustraum, entlang der Rippen in die Arme, die Hände und den Kopf.
Sie können das Entweichen des Wassers unterstützen, indem Sie durch jeden Körperteil einige Male kurz und tief ein- und ausatmen.

Wenn Sie jetzt in sich hineinlauschen, werden Sie erleben, wie Ihr Brustbein bei jeder Ausatmung tiefer und tiefer sinkt. Sie sind ganz leicht und gelöst.
Stellen Sie sich nun Ihren geplanten Auftritt vor. Während Sie eine deutliche Vorstellung davon gewinnen, wiederholen Sie folgende Worte: »Ich sehe mich ganz gelöst und wach.« Lassen Sie einen inneren Film ablaufen, in dem Sie jedes Detail Ihres Auftritts verfolgen, und wiederholen Sie: »Ich bin ganz gelöst und wach.«

Mit der nächsten Vorstellungsübung erfahren Sie, was es bedeutet, noch gelassener zu werden:

Stellen Sie sich bei geschlossenen Augen vor, Sie wären eine Gummipuppe, deren Glieder statt durch Gelenke nur mit losen Gummibändern verbunden sind.
Versuchen Sie nun Ihren Körper mit seinen »Gummigliedern« schlangenartig zu bewegen und genießen Sie dabei, wie weich sich alles anfühlt.
Lassen Sie sich völlig los und in ein Gefühl von Schwere treiben.
Kosten Sie diese Schwere und Gelassenheit aus.
Danach ruhen Sie etwas und spüren Sie nach, wie warm und geschmeidig Sie sich fühlen.
Nehmen Sie Ihre Entspannung wieder zurück durch tiefes Ein- und Ausatmen, durch Recken und Strecken, Anspannen und Loslassen aller Muskeln. Öffnen Sie die Augen, gähnen und strecken Sie sich.

Mit diesen Entspannungsmöglichkeiten haben Sie ein wesentliches Werkzeug zur Reduzierung störender Spannungssymptome. Neben der muskulären Entspannungsreaktion, die ausgleichend auf die Fliehen-oder-Kämpfen-Reaktion des Lampenfiebers wirkt, wird auch die Aktivität der Gehirnwellen herabgesetzt. Wir können wieder klarer sehen und denken. Außerdem steigt die Körpertemperatur an, was für diejenigen, die unter kalten Händen leiden, besonders wichtig ist. Schon beim ersten Ausprobieren werden Sie spüren, wie sich die Energie in den einzelnen Körperteilen verändert, in die Sie hineinatmen.

Muskelentspannung

Zum Abschluß eine umfassende Entspannung, die durch die Verbindung mit inneren Bildern ein wirksames Hilfsmittel vor einem Auftritt ist.[1)]

Legen Sie sich in der oben beschriebenen Alexander-Position auf den Boden. Werden Sie still und horchen Sie nach innen.
Stellen Sie sich vor, Ihr Körper sei ein See, und es regnet auf diesen See. Die Regentropfen, die die Oberfläche des Sees bewegen, sind Ihre Gedanken.
Stellen Sie sich vor, wie der Regen langsam aufhört, die Regentropfen werden weniger in dem Maß, wie sich Ihre Gedanken beruhigen und still werden.
Wenn Ihre Gedanken zur Ruhe gekommen sind, erlauben Sie Ihrem Körper, sich nun zu entspannen. Beginnen Sie mit dem Kopf und dem Nacken. Sagen Sie sich, daß alle Nackenmuskeln nun entspannt und in der Balance sind.
Sprechen Sie so zu allen Teilen Ihres Kopfes.
Ein paar Vorschläge dafür: »Meine Augen sind innen und außen entspannt, meine Augenlider ruhen gelöst auf meinen Augen. Mein Kiefer ist locker und gelöst. Meine Stirn, meine Augenbrauen und meine Nase sind weich und entspannt.«
Stellen Sie sich vor, wie sich alle Teile des Kopfes entspannen. Stellen Sie sich vor, wie Sie Ihren Mundbe-

reich entspannen bis hinunter in die Kehle und wie Sie Ihre Nacken- und Halsmuskeln leicht dehnen und dabei lockern.
Sagen Sie sich: »Mein Nacken ist jetzt entspannt.«
Konzentrieren Sie sich auf das Wort »Entspannung«, wenn Sie langsam Ihre Wirbelsäule hinabwandern bis zum Steißbein. Stellen Sie sich dabei vor, wie sämtliche Wirbel größer werden, als würden sie wie ein Schwamm Körperflüssigkeit aufsaugen, und wie Ihr Becken und Ihr Gesäß weich und gelöst werden.
Lassen Sie Ihre Aufmerksamkeit über Ihren ganzen Rücken in alle Richtungen wandern und nach außen in den Raum, der Sie umgibt.
Während sich Ihr Rücken weit ausdehnt, öffnet sich Ihr Brustkorb. Ihre Schultern lösen sich, während Sie sich vorstellen, wie alle Muskeln zwischen Nacken und Schultern sich lockern und leicht dehnen.
Stellen Sie sich vor, wie die Muskeln in Ihren Achselhöhlen sich lockern und dabei mehr Raum für die Atmung und Zirkulation freigeben.
Wandern Sie in Ihre Arme und Hände und visualisieren Sie die Muskeln Ihres Ellbogens, Ihres Handgelenks und Ihrer Fingergelenke, wie sie sich sanft lösen.
Zuletzt schenken Sie Ihren Beinen und Hüften Ihre Aufmerksamkeit. Sämtliche Muskeln Ihres Hüftgürtels werden frei und gelöst, und diese Entspannung setzt sich fort in Ihre Beine.
Eine Vorstellungshilfe ist die Triangel: Die beiden Beine sind die zwei aufrechten Seiten einer Triangel, während der Rücken und die Füße die Basis bilden. Stellen Sie sich nun vor, wie die beiden Seiten der Triangel durch einen sanften Zug in den Knien nach oben gezogen werden, dabei dehnen und entspannen sich die Muskeln in den Hüften, Fußgelenken und Beinen.

Sie können selbst weitere Entspannungsideen entwickeln. Wichtig dabei ist, daß der beobachtende Teil in Ihnen ständig wach bleibt und Rückmeldung gibt über neue Wahrnehmungen von Ausdehnung und Entspannung. Wenn Sie diese Muskelentspannung beendet haben und wieder langsam aufstehen, werden Sie interessante Veränderungen in Ihrem Körper feststellen. Je mehr Zeit Sie sich nehmen, desto mehr Elastizität und Wohlgefühl können Sie erreichen.

Wirbelsäulenentspannung

Die nun folgenden beiden Möglichkeiten eignen sich besonders, wenn wir ganz gezielt auf gewisse Symptome eingehen wollen. Wer also von sich sagen kann: »Mir sitzt die Angst im Nacken«, der ist mit der nun folgenden Möglichkeit, deren Ziel die Befreiung von Blockaden in der Wirbelsäule ist, gut beraten.[2)]

Legen Sie sich auf den Rücken und stützen Sie Ihren Nacken und die Kniekehlen mit einem kleinen Kissen.
Die Arme liegen locker neben dem Körper, die Beine sind leicht geöffnet, die Fußspitzen zeigen nach außen.
Fixieren Sie mit geöffneten Augen einen Punkt an der Decke. Dann schließen Sie sie.
Beginnen Sie sich langsam zu räkeln in kleinen Bewegungen, ausgehend vom Kopf, Nacken, Schultern, Armen, Händen und Rücken.
Achten Sie darauf, daß die Wirbelsäule weich und locker auf dem Boden zu liegen kommt.
Dann bewegen Sie ganz locker Ihr Gesäß und Becken, Beine und Füße. Spüren Sie nach und ruhen Sie einen Moment.
Nun gehen Sie in Gedanken die Halswirbelsäule entlang nach unten, Wirbel für Wirbel.
Dann die Brustwirbelsäule und die Lendenwirbelsäule.

Spüren Sie, wo die Blockaden sind, und lockern Sie sie, indem Sie mehrmals tief in diesen Bereich hineinatmen.
Nun ziehen Sie die Fußspitzen nach oben zur Körpermitte, spannen gleichzeitig das Gesäß mit der Einatmung kräftig an und lassen mit der Ausatmung erst das Gesäß, dann die Fußspitzen wieder los. Wiederholen Sie diesen Vorgang mindestens dreimal.
Nun drücken Sie beim tiefen Atemholen das Kinn gegen die Brust, die Ellbogen nach außen, die angewinkelten Hände nach oben und lassen mit dem Ausatmen wieder los. Dreimal wiederholen.
Nun versuchen Sie das Ganze als mentale Übung. Das mentale Üben ist ein wichtiges Werkzeug, da wir vor Publikum meist nicht unterbrechen können, um Körperübungen zu machen. Wir sind daher darauf angewiesen, mental gewisse Körperempfindungen abrufen zu können, die nach außen nicht sichtbar in Erscheinung treten.
Versetzen Sie sich gedanklich in Ihre Wirbelsäule und ziehen Sie in der Vorstellung mit der Einatmung die Fußspitzen und Hände nach oben, die Arme winkeln Sie nach außen, spannen das Gesäß und die Schultern an und lassen in befreiender Ausatmung ganz langsam wieder los.
Nach einer Pause rollen Sie sich auf den Bauch, atmen mehrmals tief in den Rücken, wobei Sie gleichzeitig die Schultern hochziehen.
Dann lockern Sie den ganzen Körper mit leichten Schüttelbewegungen, beginnend beim Kopf bis in die Füße. Wenn Sie sich ganz locker fühlen, drehen Sie sich auf den Rücken und ruhen aus.
Spüren Sie, wie warm und geschmeidig sich Ihr Rücken anfühlt, und genießen Sie das Wohlbehagen, das aus Ihrer entspannten Wirbelsäule strömt.

Hand- und Armgelenkentspannung

Bei der nun folgenden Übung denke ich besonders an die Musiker, die Tasteninstrumente spielen, und andere, deren Auftritt hauptsächlich von der Entspannung in Arm- und Handgelenken abhängt. Blockierungen in Schultern, Armen und Händen lösen sich bei dieser Übung, die die Energiekanäle im Oberkörper öffnet.

Diese Entspannung läßt sich im Sitzen, Stehen oder Liegen ausführen.
Schütteln Sie Ihren Kopf, die Glieder und den Rumpf locker aus. Je kleiner die Bewegungen, desto größer der Entspannungseffekt.
Nun beginnen Sie mit der Entspannung Ihrer Gelenke.
Rollen Sie Ihren Kopf aus der Mittelstellung langsam nach links und wieder zurück.
Atmen Sie dabei ganz frei und gelöst und wiederholen Sie dieses Rollen mindestens zehnmal.
Nun spannen Sie die Hände mit der Einatmung zu Fäusten, und lassen Sie sie mit der Ausatmung wieder los. Mehrmals wiederholen.
Danach pendeln Sie mit den Unterarmen nach vorn und wieder zurück. Dasselbe tun Sie mit den ganzen Armen so lange, bis die Schultergelenke völlig frei hin- und hergleiten.
Anschließend kreisen Sie beide Schultergelenke mehrmals von vorn nach hinten und schalten wieder eine kurze Atempause ein.
Pendeln Sie wieder ganz locker mit den Unterarmen vor und zurück, lassen Sie die Handgelenke weich und schlangenhaft kreisen, dann schwanengleich vor- und zurückschwingen.
Wichtig ist dabei, daß Sie Ihren Atem bei all diesen Bewegungsabläufen rhythmisch miteinbeziehen, dann wird der Lösungseffekt wesentlich stärker.

Als Abschluß der Übung spannen Sie Ihre Gesamtmuskulatur an, lassen Sie wieder los, recken und strecken sich und atmen dabei tief ein und wieder aus.

Der ruhige Ort

Die nun folgende Entspannungsübung ist gleichzeitig auch eine ausgezeichnete Visualisierungsübung. Sie basiert ebenfalls auf dem Prinzip, daß Muskelentspannung ein Wohlgefühl in der Psyche erzeugt. Für die, die gern auch ihre Phantasie einsetzen, ist sie die ideale Möglichkeit, »abzutauchen«. Der Vorteil dieser Methode ist, daß sie nach genügender Praxis auf Anhieb und blitzschnell wirkt – eine ideale Möglichkeit kurz vor einem Auftritt oder während einer kurzen Pause. Bekannt gemacht wurde sie von John Syer und Chris Connolly von der Sporting Bodymind Organization unter dem Titel »The quiet place«.[3)]

Setzen oder legen Sie sich an einen Ort, an dem Sie nicht gestört werden können.
Schließen Sie die Augen und nehmen Sie einige tiefe Atemzüge.
Stellen Sie sich vor, wie Sie sich an einem Ihrer Lieblingsorte befinden – eine Oase der Ruhe und Stille – am Meer, in den Bergen oder im Wald. Irgendein Ort, der Ihr Ort ist, wo Sie sich friedlich und entspannt fühlen.
Schauen Sie sich an dem Ort um, nehmen Sie alles wahr, was zu ihm gehört – die Geräusche, Düfte, Farben. Tauchen Sie tiefer ein in das Erleben Ihres Ortes. Was sind die Besonderheiten? Was macht ihn so friedlich? Kosten Sie das Gefühl des Friedens und der Entspannung aus.
Lassen Sie sich treiben wie Wolken im Wind und genießen Sie dieses wunderbare Gefühl unendlicher Schwere.

Ohne die Augen zu öffnen, kehren Sie nun mit Ihrer Aufmerksamkeit in den Raum zurück, in dem Sie sich befinden, und drücken Sie mit den Fingern der linken Hand Ihren rechten Daumen. Dabei gehen Sie nochmals zurück an Ihren Ort und nehmen alle Einzelheiten wahr.
Wiederholen Sie diesen Vorgang, indem Sie die Szene verblassen lassen, nochmals den Daumen drücken und an jenen Ort zurückkehren.
Wiederholen Sie diesen Vorgang dreimal, bevor Sie Ihren Daumen loslassen und die Augen öffnen.

Damit haben Sie sich einen »Anker« gesetzt, den Sie jederzeit wieder abrufen können. Nach einigen Malen reicht es schon aus, wenn Sie Ihren Daumen festhalten – dies allein wird der Auslöser sein, der Sie, wann immer Sie wollen, an Ihren Ort zurückbringt, wenn Sie das Bedürfnis nach Entspannung haben.

Atmung und Lampenfieber

Sich selbst im Atemgeschehen zu empfinden ist die Voraussetzung dafür, über die Atmung das Lampenfieber zu beeinflussen.

Nachdem wir uns mit der Entspannung der Muskeln befaßt haben, liegt es nahe, sich mit der wichtigsten und natürlichsten Muskelbewegung – der Atmung – zu beschäftigen. Egal welche Entspannungsmethode Sie bisher gewählt haben, die Atmung ist ein fundamentaler Teil des Prozesses. Als wichtigstes Bindeglied zwischen Körper, Geist und Seele übt sie einen tiefgehenden und direkten Einfluß auf alle Ebenen unseres Daseins aus. Sie spiegelt uns, wie wir leben, sie reflektiert innere Vorgänge, gedankliche wie emotionale, und sie regt ihrerseits auch gedankliche und emotionale Prozesse an.

Wenn wir Lampenfieber haben, ist auch unser Atemrhythmus gestört, wir atmen flach, aufgeregt und unregelmäßig. Gelingt es uns, die Atmung zu beruhigen und zu einem gleichmäßigen, ruhigen und langsamen Atmen zu kommen, so werden all die genannten Symptome beeinflußt. Wir werden körperlich entspannter, unsere Gedanken werden klarer, und die Gefühle beruhigen sich.

Sich selbst im Atemgeschehen zu empfinden und damit im eigenen Körper, das ist zunächst einmal die Voraussetzung dafür, über die Atmung das Lampenfieber zu beeinflussen. Sich selbst im Atem zu erfahren ist zugleich auch eine wirksame Methode, sich zu entspannen. So wie wir nämlich unsere Aufmerksamkeit auf unseren Atem lenken, werden wir automatisch entkrampfter und gelöster. Aus der Atemlehre von Ilse Middendorf, die in Berlin mit Sängern und Schauspielern arbeitet, habe ich hierzu einige gezielte Anregungen übernommen:[1)]

Drücken Sie Ihre Zungenspitze sanft an jenes Stück des Gaumens, das sich vor dem Zäpfchen befindet,
lassen Sie Ihre Zunge locker sein.
Verbleiben Sie etwa zehn Atemzüge lang.
Spüren Sie, wo sich Ihr Atem bewegt, ob Sie sich ruhiger fühlen ...

Machen Sie mit mir einen kleinen mentalen Spaziergang.
Nehmen Sie Ihre Phantasie zu Hilfe und lassen Sie Ihren Atem von selbst kommen:
– Sie gehen barfuß über eine Wiese mit zartem, fri-

schem Gras, die Sonne scheint, Sie genießen die Wärme – wo bewegt sich Ihr Atem, was erfahren Sie?
- Sie gehen durch warmen, weichen, trockenen Sand – wie reagiert Ihr Atem?
- Sie steigen in ein Bachbett, das Wasser reicht bis an Ihre Knie, Sie durchwaten das Bachbett – wo ist Ihre Atembewegung?
- Sie gehen weiter und überqueren eine Betonfläche – wo spüren Sie jetzt Ihren Atem?
- Sie beenden den Rundgang auf einem frisch gepflügten Feld, die Erde ist feucht und weich, die Füße versinken – wo ist Ihr Atem jetzt?

Eine weitere, einfache Übung, die eine Lockerung von Spannung bewirkt, weil sie uns zur »Körpermitte« bringt, ist die folgende:

Spüren Sie Ihren Atem bei möglichst freiem, lockerem Stand, lassen Sie einige Male die Ausatmung seufzend hinaus, und warten Sie auf die nächste Einatmung, die Sie von selbst kommen lassen.
Dann verlängern Sie nach und nach die Ausatmung, jedes Mal etwas mehr.
Beobachten Sie, wie die Einatmung darauf reagiert, Sie werden feststellen: Je länger die Ausatmung, desto intensiver setzt darauf die Einatmung ein.
Wenn Sie dieses Wechselspiel weiter steigern, wird die Ausatmung lang und gleichmäßig, und die Einatmung vertieft sich.

Diese Atemerfahrung bewirkt eine entscheidende Lockerung von Körperanspannungen, wenn es gelingt, die Luft kommen zu lassen, statt sie hereinzuziehen. Vor allem Sänger und Bläser haben Probleme mit dem Kommen-Lassen, da sie von Berufs wegen so viel mit ihrem Atem machen müssen. Das erste, was sie lernen sollten, ist nichts zu tun, sondern lassen zu können.

Atemübungen sind Ausatemübungen

Ein wesentlicher Teil der Atemarbeit ist das Finden des eigenen, natürlichen Atemrhythmus. Diese Atmung muß angeregt, aber nicht antrainiert werden. Ein wichtiger Grundsatz dabei ist: Atemübungen sind Ausatemübungen. Ausschlaggebend ist also das gelenkte Ausatmen. Dem, was oft über die entspannende Wirkung des tiefen Einatmens geschrieben wurde, möchte ich meine Beobachtung entgegenhalten, daß tiefe Atemzüge den Hals und den Nacken eher verspannen.

Ich möchte nun zwei sehr wirksame Atemübungen vorschlagen, die Sie in Ihrem seelischen »Erste-Hilfe-Koffer« vor Auftritten bereit liegen haben sollten. Beide Übungen wirken wie eine Bremse, wenn Sie merken, daß Sie vom Lampenfieber überwältigt werden:

Die erste Übung besteht einfach darin, daß Sie lange, ruhige Ausatmungen durch die Nase führen. Diese vertiefen die Einatmung und bewirken ein tiefes Einatemerlebnis.
Diese einfache Methode können Sie immer dann anwenden, wenn Sie Ihr inneres Gleichgewicht verlieren. Sie löst nicht nur Verspannungen, sie baut auch bei Erschlaffung neue Spannung auf.

Wenn Sie stark schwitzen, feuchte Hände haben, oder wenn Ihre Stimme vor lauter Aufregung zittert, kann diese Übung, die vor allem bei Schauspielern und Rednern zur Grundausrüstung gehört, eine wertvolle Hilfe sein:[2)]

Spannen Sie im Sitzen oder Stehen Ihre Bauchmuskeln an, so als zöge sich ein Korsett zusammen, am besten mit nach vorn gestreckten Händen und an die Seite des Körpers gepreßten Ellbogen. Atmen Sie dabei mit leicht geöffnetem Mund auf ein unhörbares »ssss« aus.
Entspannen Sie die Bauchmuskeln am Ende der Ausatemphase und lassen Sie den Atem sanft einströmen.

Wenden Sie die Übung immer dann an, wenn Sie Lampenfieber haben. Sie sollte zu Ihrer Grundausstattung gehören. Das Anspannen der Muskeln verhindert die Freisetzung von angsterregenden Substanzen wie Noradrenalin oder Epinephrin im Körper. Der Effekt ist – Sie werden automatisch ruhiger. Außerdem werden die Zwerchfellmuskeln aktiviert, dadurch gelangt die Luft mit mehr Druck zu den Stimmbändern, und die Stimme trägt besser.

Atmen im Fünfertakt

Die nun folgende Atemtechnik im Fünfertakt ist eine milde Form der Selbsthypnose, die die Anspannung im Körper löst und die Verwirrung der Gedanken klärt. Nach einiger Übung gelingt es einem tatsächlich sehr schnell, sich mit dieser Methode zu entspannen, die auch in Situationen höchster Belastung und Herausforderung wirkungsvoll ist.[3)]

Legen oder setzen Sie sich bequem nieder, schließen Sie die Augen, beide Arme sind an Ihrer Seite.
Atmen Sie tief ein.
Konzentrieren Sie sich darauf, Ihre Gesichts- und Nackenmuskeln zu entspannen, während Sie ausatmen.
Machen Sie einen zweiten tiefen Atemzug.
Während Sie ausatmen, lassen Sie die Muskeln in Ihren Armen und Schultern locker werden.

Machen Sie einen dritten Atemzug. Jetzt entspannen Sie beim Ausatmen die Muskeln in Ihrem Brustkorb, im Bauch und im Rücken.
Machen Sie einen vierten Atemzug. Jetzt entspannen sich die Muskeln in den Beinen und Füßen, während Sie ausatmen.
Nun atmen Sie zum fünftenmal tief ein und richten Sie Ihre Aufmerksamkeit darauf, den ganzen Körper zu entspannen, während Sie ausatmen. Bleiben Sie so lange in der Entspanntheit, wie Sie wollen.
Wenn Sie wieder voll in der Gegenwart sein wollen, so zählen Sie langsam von fünf bis eins; dabei sagen Sie zu sich selbst, daß Sie sich so entspannt und wach fühlen werden, wie Sie es sich für die vor Ihnen liegende Aufgabe wünschen.
Dieses Gefühl werden Sie auch behalten, wenn Sie mit Ihrem Bewußtsein wieder voll in der Gegenwart sind.

Hara – im Einklang mit der Schwerkraft

Bauchbewußtsein entlastet unsere strapazierten Nerven – es wirkt wie eine Festung in der Brandung des Lampenfiebers.

Es ist aufschlußreich, zu beobachten, daß in unserem Zeitalter des Streß und des Wettbewerbs Konzepte der »Körpermitte« immer mehr an Beachtung finden. Für jeden, der unter Lampenfieber leidet, ist dieses Thema, die Zentrierung in der Körpermitte – im Hara, wie es die Japaner nennen –, von zentraler Bedeutung. Lampenfieber haben heißt ja: aus der Balance, kopflastig, unzentriert zu sein. Also müssen wir uns damit beschäftigen, wie wir zunächst unsere Mitte – unser Hara – finden, um von da aus nach Wegen zu suchen, die Verwurzelung in ihr aufrechtzuerhalten, um sie für unsere Aktionen nutzbar zu machen.

Die Frage lautet: Wie finden wir unsere Mitte, also unser Zentrum, wo unsere Kraft zentriert ist? Überlieferungen orten dieses Zentrum zwischen 3–10 cm unterhalb des Nabels. Es gibt aber eine einfache Methode, bei sich selbst zu überprüfen, wo dieser Punkt genau liegt:

Husten Sie kräftig in Ihren Unterbauch, und suchen Sie dort mit der geöffneten Hand den Punkt, an dem der Unterbauch deutlich spürbar vorstößt. Dort ist Ihr persönliches Hara, Ihr Punkt größter Stabilität und Sicherheit.
Konzentrieren Sie sich auf diesen Punkt, atmen Sie dort hinein, und Sie werden feststellen, wie Sie sich standhafter und fester fühlen.
Sie können das auch testen: Lassen Sie sich von jemandem, während Sie auf Hara zentriert sind, anstoßen. Der andere wird einen starken, natürlichen Widerstand spüren.
Wenn Sie sich hingegen auf Ihren höchsten Punkt – Ihre Stirn – fixieren, werden Sie genau das Gegenteil erleben, nämlich höchste Instabilität und Unsicherheit. Daraus kann man schließen, je kopflastiger wir sind, desto leichter sind wir aus der Balance zu bringen, je bauchlastiger, desto mehr Stabilität gewinnen wir.

Nicht ohne Grund ist für die Japaner ein Mensch ohne Hara ein haltloser Mensch. Wenn wir unser Zentrum finden und uns dort sammeln, indem wir unseren Atem hineinschicken, dann haben wir Halt. Wir sind ganz bei uns, ganz im Hier-und-Jetzt. Dieses »Da-Sein« ist das beste Mittel gegen Angst und Lampenfieber. Wenn wir nämlich voll in der Gegenwart sind, hat die Angst keinen Zugriff auf uns, denn unsere Angst richtet sich immer auf die Zukunft.

Die Kraft in Hara zu lenken bringt uns mit einem anderen Naturgesetz in Berührung – mit der Schwerkraft. Unsere Bewegungen sind ohne Schwerkraft nicht denkbar. Einerseits geht es darum, wie wir uns gegen die Schwerkraft aufrichten, andererseits, wie wir mit der Schwerkraft gehen, wie wir mit ihr im Einklang reagieren. Lampenfieber hängt immer damit zusammen, daß wir uns nicht der Schwerkraft überlassen und dadurch unsere natürliche Balance verlieren – wir werden leicht und kopflastig, statt uns in der unteren Körperhälfte zu zentrieren, dort, wo unser Gewicht liegt. Zu einer Empfindung für unser Gewicht – für uns selbst – kommen wir, wenn wir unser Gewicht nicht nach oben ziehen und damit zuviel Blut in der oberen Körperhälfte sammeln, sondern nach unten verlagern und zulassen, daß wir unser Gewicht von unten her spüren. Es wird nicht nur sichtbar, sondern auch hörbar, wo wir unser Gewicht tragen. Wir wirken unsicher und angestrengt, und unsere Stimme klingt ungestützt, wenn wir unser Gewicht zu weit nach oben ziehen, und umgekehrt: Wenn wir unser Gewicht der Schwerkraft überlassen, sind wir präsent, unsere Stimme hat Tiefe. Ein Beispiel dafür: Ein bekannter Geiger hörte einen Konzertmitschnitt eines Kollegen und bemerkte: »Der steht ja auf seinen Fußspitzen beim Spielen.« Ein Beleg, daß unsere Gewichtsverlagerung sich beim Musizieren hörbar ausdrückt. In diesem Zusammenhang möchte ich ein weitverbreitetes Phänomen erwähnen, das vor allem bei Pianisten zu beobachten ist – die hochgezogenen Schultern. Diese Haltung ist nicht nur unnatürlich, sie führt auch zu einer Trennung im Körper zwischen der oberen Hälfte, die nach oben zieht, und der unteren Hälfte, die nach unten strebt.

Das Prinzip der Schwerkraft leuchtet ein, wenn wir uns vorstellen, ein schweres Objekt zu heben. Wenn wir das Gewicht nicht von unten her stützen, ist es erstens sehr mühsam und zweitens sogar gefährlich, wir können uns dabei »verheben«. Es entspricht also einem Naturgesetz, daß wir unser Gewicht in der unteren Körperhälfte zentrieren. Das verleiht uns Kraft, Stand und »Gewicht« und erlaubt dem Körper ein natürliches Gleichgewicht.

Zur Erhellung dieses Prinzips möchte ich auf unsere Sprache kommen. Die Beobachtung, daß manchen Menschen eher zugehört wird als anderen, hängt auch mit dem Prinzip der Schwerkraft zusammen. Meist hat dies nämlich nichts damit zu tun, was jemand sagt, sondern mit der Qualität und dem Gewicht, das hinter dem gesprochenen Wort liegt – also mit dem »Wie«. Anders ausgedrückt: Das Gewicht oder die Qualität, die hinter unseren Worten liegen, entscheidet darüber, ob und wie uns zugehört wird. Je besser wir in der unteren Körperhälfte zentriert sind, desto mehr Qualität, Tiefe und Präsenz erhält unsere Stimme. Nun wird auch verständlich, weshalb wir bei Rednern mit hohen, flachen, dünnen Stimmen Mühe beim Zuhören haben – wir vermissen ihr Gewicht, die Tiefe ihrer Präsenz.

Der Prozeß des Zentriertseins in der unteren Körperhälfte braucht Zeit, da wir zu sehr gewöhnt sind, in unserem Kopf, unseren Gedanken oder in unserem Rückgrat als Festung gegen die bedrohliche Welt zu leben. Bauchbewußtsein entlastet unsere strapazierten Nerven und unseren Kopf, es wirkt wie eine Festung in der Brandung des Lampenfiebers.

Die nun folgenden Möglichkeiten sollen Ihnen Wege aufzeigen, wie Sie Verbindung mit Ihrem Zentrum gewinnen und aufrechterhalten können. Wir beginnen zunächst mit der Technik des »Zentrierens«. Hier geht es darum, daß Sie Ihre Aufmerksamkeit auf Ihr Hara richten. Die Zentrierung auf die Körpermitte hat eine beruhigende und regulative Wirkung, die Sie auch in Augenblicken extremsten Lampenfiebers anwenden können. Bei ausreichender Übung kann das Gefühl der Entspanntheit und Kontrolle schon nach wenigen Sekunden eintreten.

Zentrieren

Stehen Sie aufrecht, die Arme hängen locker an Ihrer Seite herab.
Schließen Sie die Augen und atmen Sie ruhig und gleichmäßig.
Spüren Sie beim Einatmen, wie die Anspannung im oberen Körperbereich ansteigt, hingegen wie Sie beim Ausatmen das Gefühl der Schwere und des Sinkens haben.
Atmen Sie vom Unterleib her tief ein.
Während Sie einatmen, nehmen Sie die Anspannung in Gesicht und Nacken und in den Schultern wahr.
Während Sie ausatmen, lassen Sie die Anspannung von sich gleiten und konzentrieren sich auf das Gefühl von Schwere in Ihrem Bauch.
Atmen Sie ruhig und regelmäßig weiter und richten Sie dabei Ihre Aufmerksamkeit nach innen auf Ihr Hara. Halten Sie Ihre Aufmerksamkeit dort und atmen Sie normal weiter, dabei fühlen Sie sich ganz sicher und ruhig.

Hara-Atmung

Um mehr Gefühl für Ihr persönliches Hara zu entwickeln, schlage ich die Hara-Atmung vor.

Legen Sie die Hände auf den Unterbauch und atmen Sie langsam ein, bis Sie angenehm gefüllt sind. Warten Sie einen Moment und atmen Sie dann mit Hilfe eines langgezogenen »ffff« aus halboffenem Mund aus.
Entwickeln Sie beim Ausatmen die Vorstellung des Befreitseins von einer schweren Last und sagen Sie sich innerlich: »Standhaft und unangreifbar wie ein Fels«.

Der See[1)]

Die nächste Übung verbindet Atmung und Vorstellungskraft zu einem umfassenden Gefühl des Zentriertseins.

> Setzen Sie sich auf einen Stuhl, legen Sie die Hände auf Ihr Hara und lenken Sie Ihre Aufmerksamkeit darauf.
> Spüren Sie, wie Ihr Körper sich von diesem Zentrum aus in alle Richtungen ausdehnt.
> Lauschen Sie auf Ihren Atem und stellen Sie sich vor, wie er wie ein Nebel in Ihren Körper eintritt, sich in Flüssigkeit verwandelt, die in Ihr Hara fließt. Ihr Hara ist ein See, der sich mit jedem Atemzug mehr und mehr auffüllt.
> Fühlen Sie mit Ihren Händen diesen »See« und kosten Sie das Gefühl aus, dort geborgen und getragen zu sein.

Innen und außen

Mit diesem angenehmen Gefühl des Zentriertseins in Hara gehen wir nun einen Schritt weiter. Wir versuchen dieses Gefühl zu halten, während wir uns bewegen und der Umwelt zuwenden.

> Ihre Hände bleiben auf Ihrem Hara.
> Schauen Sie sich um und wandern Sie mit Ihrer Aufmerksamkeit immer wieder zurück zu Ihrem Energiezentrum.
> Stehen Sie auf und laufen Sie herum.
> Prüfen Sie dabei immer wieder, ob Sie noch im Hara zentriert sind.
> Gehen Sie spazieren mit diesem Gefühl des Zentriertseins und lassen Sie dabei Ihre Aufmerksamkeit stets hin- und herwandern zwischen Ihrem inneren Ort und der Umgebung außerhalb.

Die Fähigkeit der doppelten Aufmerksamkeit nach innen und außen wird noch mehr gefordert, wenn Sie sich unter Menschen begeben. Spielen Sie damit, d. h. beobachten Sie einfach, wann Sie Ihr Zentrum verlieren, oder wann es Ihnen mühelos gelingt, zentriert zu bleiben. Je selbstverständlicher diese doppelte Aufmerksamkeit wird, desto leichter wird es Ihnen auch fallen, sich auf der Bühne zu zentrieren und diese Zentriertheit aufrechtzuerhalten.

Geerdetsein

Eng verbunden mit dem Konzept des Zentriertseins ist das Konzept der Erdung, d. h. der Kontakt eines Menschen zur Erde, zur eigenen Realität. Der Grad unserer Selbstsicherheit hängt davon ab, wie es uns gelingt, uns zu erden. Gut geerdet, fühlen wir uns sicher auf unseren Beinen, wir haben Boden unter den Füßen und wissen, wer wir sind und wo wir gerade stehen, und unsere Bewegungen haben Anmut und Grazie. Menschen, die nicht genügend geerdet sind, laufen Gefahr, von starken Gefühlen oder Empfindungen überwältigt zu werden. Aus Angst davor drosseln sie ihre Empfindungen, was man oft daran erkennt, daß sie ihre Knie nach hinten durchdrücken, so daß die Beine steif und gefühllos werden.

Auch beim Lampenfieber stehen wir in der Gefahr, unseren Boden zu verlieren. Das Gefühl der Zuversicht und Sicherheit schrumpft, wir spannen unsere Beine an, unser Bodenkontakt ist sozusagen rein mechanisch. Das Gefühl der Sicherheit nimmt zu, wenn es uns gelingt, guten Bodenkontakt zu gewinnen. Oft genügt eine Entspannung der Beinmuskeln, und wir spüren mit Erleichterung, daß wir uns gar nicht so anstrengen müssen, sondern uns getrost der »Mutter Erde« überlassen dürfen. Manchmal müssen wir uns in Krisensituationen oder vor wichtigen Anlässen selbst wieder erden, um unser Gleichgewicht und innere Sicherheit zu finden. Für mich selbst habe ich ein bewährtes »Hausmittel« zum Erden gefunden. Ich gehe in den Wald und umarme einen Baum – einen starken, gesunden Baum. Aber nicht jeder wohnt auf dem Land, deswegen biete ich noch andere Möglichkeiten an, die eine gute Erdung garantieren.

Die nun folgende Übung ist eine Standardübung der bioenergetischen Therapie nach Alexander Lowen zum Erden.[2] Sie wirkt tief entspannend und sollte nicht nur vor Auftritten angewandt werden, sondern zum täglichen morgendlichen Ritual wie das Zähneputzen gehören.

Erdung

Ihre Füße stehen in einem Abstand von ca. 50 cm parallel zueinander.
Beugen Sie nun den Oberkörper nach vorne, so daß Sie mit den Fingerspitzen Ihrer beiden Hände den Boden berühren.
Ihre Knie sind soweit gebeugt, wie das für die Berührung nötig ist. Ihr Körper ruht auf den Fußballen, nicht auf den Händen oder Fersen.
Während Sie die Fingerspitzen auf dem Boden belassen, strecken Sie nun langsam die Knie, ohne sie jedoch durchzudrücken oder steif zu machen.
Halten Sie diese Stellung ungefähr 25 Atemzüge lang und atmen Sie leicht und tief.
Falls Ihre Beine jetzt zu vibrieren beginnen, so heißt das, daß der Energiefluß langsam in Gang kommt.
Sollten Sie keine Vibration verspüren, dann spannen Sie wahrscheinlich Ihre Beine zu sehr an. Beugen Sie darum erneut die Knie langsam und drücken Sie sie anschließend wieder ein wenig nach hinten.
Wiederholen Sie das Ganze einige Male, damit sich die Muskeln entspannen können.
Beugen und strecken Sie die Knie jedoch nur ganz leicht

– gerade genug, um sie »weich« und geschmeidig zu machen.
Praktizieren Sie diese Übung mindestens 25 Atemzüge lang, bis das Vibrieren beginnt. Sie werden merken, wie sich Ihr Atem vertieft und spontaner wird.
Wenn Sie wieder die normale Stehhaltung einnehmen, belassen Sie Ihre Knie leicht eingeknickt, Ihre Füße stehen parallel zueinander, und Ihr Gewicht neigt sich nach vorne. Sollten Ihre Beine noch vibrieren, so spricht das für die belebende Wirkung der Übung.

Zum Schluß noch eine der einfachsten und lustvollsten Möglichkeiten der Erdung: Tun Sie etwas, was Ihnen Spaß macht! Das kann Tischtennis spielen, schwimmen, spazierengehen oder ein duftendes Schaumbad sein. Manchmal kann auch ein Stück Torte oder eine Tasse Kaba Wunder wirken – trotz aller gegenteiligen Einsichten!

Integrationsarbeit

Lampenfieber erfordert Integrationsarbeit, die unsere Emotionen, unsere Konflikte und unsere Selbstwahrnehmung miteinander versöhnt.

Eine Arbeit am Lampenfieber, die nur auf der körperlichen Ebene arbeitet und vergißt, daß der Mensch auch eine seelische Dimension hat, bleibt in ihrer Effektivität genauso eingeschränkt wie ein Ansatz, der nur auf der psychischen Ebene arbeitet. Die verschiedenen Dimensionen des Lampenfiebers im Körperlichen, Geistigen und Seelischen sind miteinander verbunden, bedingen sich gegenseitig und wirken aufeinander ein. Ein Mensch, dessen Gleichgewicht durch Lampenfieber beeinträchtigt ist, hat mit Auswirkungen in sämtlichen Bereichen zu rechnen. Es ist sicher nicht immer zu entscheiden, auf welcher Ebene die ursächliche Störung liegt. Vielleicht ist das auch gar nicht so entscheidend. Wesentlich scheint mir, die unlösbare Verbundenheit zu sehen, mit der alles ineinandergreift.

Kennzeichnend für Lampenfieber sind immer desintegrative, nicht aufeinander abgestimmte Tendenzen – der Körper ist erschöpft, aber der Geist hellwach, Gefühle und Gedanken streiten miteinander, Gedanken und Empfindungen bekämpfen sich. Wie können wir aus dem Teufelskreis herauskommen, in dem sich diese verschiedenen Bereiche bekämpfen? Wie können wir zu einer Feinabstimmung oder Integration gelangen, wo Körper, Geist und Seele zusammenwirken?

Nachdem wir uns im letzten Kapitel dem Lampenfieber hauptsächlich auf der Körperebene angenähert haben, soll nun der subjektive Aspekt unserer Gedanken und Gefühle integriert werden. Antworten auf diese Fragen sind Inhalt dieses Kapitels, das unter dem Begriff »Integrationsarbeit« Wege aufzeigen will, wie wir unsere Emotionen, inneren Konflikte, unsere Körper- und Selbstwahrnehmung besser verstehen und integrieren lernen.

Ich werde drei Hilfsmittel vorstellen, die man zwar schon seit Jahrhunderten kennt, die aber bisher weitgehend ignoriert wurden.

Als erstes möchte ich die gelenkte Imagination, die Schulung unseres geistigen Auges durch Visualisierung, vorstellen, so daß jeder, der damit experimentiert, die eigene Lampenfieberdynamik erforschen lernt.

Ein zweites damit verwandtes Hilfsmittel ist die Affirmation, mit der wir unbewußte Anschauungen bewußt verändern und unsere eigene Gehirnwellenaktivität beeinflussen können.

Als drittes werden wir uns mit dem beschäftigen, was die Wissenschaft als »Entspannungsreaktion« bezeichnet, eine wache Entspannung, die ausgleichend auf unsere konflikthaften inneren Stimmen einwirkt.

Diese Hilfsmittel sind Werkzeuge, die weder spezielle Fertigkeiten noch eine lange, mühsame Praxis erfordern. Ihre Wirksamkeit habe ich mit meinen Klienten und an mir selbst erprobt. Jedes für sich oder auch kombiniert waren diese Mittel Schlüssel für Persönlichkeitsveränderungen und intuitive Erkenntnisse. Ich bin sicher, daß auch Sie von diesen Ressourcen profitieren können.

Gelenkte Imagination

Wenn wir erkennen, wie uns bestimmte innere Vorstellungen beeinflussen, dann können wir durch den gezielten Einsatz geistiger Bilder und Visualisierungstechniken darauf Einfluß nehmen.

Die gelenkte Imagination oder Visualisierung, wie man sie in der Literatur auch nennt, gehört zu den effektivsten Strategien im Umgang mit Lampenfieber. Gerade Menschen, die unter Lampenfieber leiden, haben sich angewöhnt, sich mit Vorstellungen zu beschäftigen, die wie Katastrophenfilme beständig vor ihrem inneren Auge ablaufen. Genauso wie uns unsere inneren Stimmen sabotieren können, tun dies auch unsere inneren Vorstellungsbilder. Wir alle kennen Wunschträume und Alpträume, die in uns so lebendig werden können, daß sie ganz reale Effekte auf unser Leben haben. Sie können uns beflügeln oder das Gegenteil, sie können uns total blockieren.

Emile Coué sagte: »Wenn Wille und Vorstellungsvermögen um die Herrschaft kämpfen, gewinnt immer das Vorstellungsvermögen«.[1)] Das heißt: Wenn wir unser Vorstellungsvermögen mit unserem Wollen, Glauben und Erwarten anspornen und lenken und uns gleichzeitig darin schulen, unsere Ziele uns so zu vergegenwärtigen, daß wir sie sehen, spüren, hören, riechen und fühlen, dann können wir auch das vollbringen, was wir erreichen wollen. Wir können verändern, was wir uns vorstellen – statt der befürchteten Katastrophe können wir uns die angenehmste Möglichkeit vorstellen –, und wir können auch ändern, wie wir uns etwas vorstellen. Zum Beispiel werden manche Menschen stark motiviert, wenn sie sich etwas als sehr farbenfroh oder groß vorstellen. Andere reagieren sehr stark auf den Tonfall ihrer inneren Stimmen, die sie beflügeln oder einengen. Genauso wie ein Filmregisseur die Wirkung ändern kann, die ein Film auf sein Publikum ausübt, können wir die Wirkung ändern, die Erfahrungen auf uns selbst ausüben. Wenn wir erst einmal die verschiedenen Möglichkeiten entdeckt haben, wie uns bestimmte innere Vorstellungen beeinflussen, dann können wir darauf Einfluß nehmen durch den gezielten Einsatz von Visualisierungstechniken.

Die konstruktive Anwendung der eigenen Vorstellungskraft bedarf mehr als nur ungerichteten Tagträumens. Wir müssen sie kanalisieren und bewußt lenken, um Erfahrungen hervorzurufen oder diese neu zu schaffen. Wird unsere Vorstellungskraft gezielt eingesetzt, so kann dies in beide Richtungen funktionieren: Wir können Bilder und Botschaften aus unserem Unbewußten schöpfen, also inneres Wissen abrufen, oder wir können Botschaften aus der Sphäre unseres Bewußtseins in tiefere Schichten unseres Unbewußten transportieren, also Botschaften eingeben. Obwohl Imagination für gewöhnlich bedeutet, mit inneren Bildern umzugehen, gibt es doch unterschiedliche Möglichkeiten, die Vorstellungskraft einzusetzen. Dies hängt damit zusammen, daß Menschen unterschiedliche Zugänge zu ihren sensorischen Kanälen haben und sie in verschiedenem Maße benutzen. Viele kommunizieren mit ihrem Gehirn vor allem in einem visuellen Bezugsrahmen, sie reagieren vor allem auf die Bilder, die sie sehen. Andere hingegen sind vorwiegend auditiv, sie reagieren besonders stark auf das, was sie hören. Andere sind eher kinästhetisch veranlagt, sie reagieren vor allem auf das, was sie fühlen. Wenn wir herausgefunden haben, ob wir eher visuell, auditiv oder kinästhetisch motivierbar sind, können wir dieses Wissen einsetzen, um uns in verschiedenen Situationen zu motivieren und wirksam zu handeln. Manchen Menschen bereitet es Sorge, daß sie nicht wirklich ein mentales Bild sehen. Diese Sorge ist unbegründet, denn es ist ebenso gut, wenn wir etwas fühlen, riechen, hören oder begreifen können. Es ist also gar nicht nötig, tatsächlich ein deutliches Bild vor dem inneren Auge zu sehen, sondern es geht darum, daß wir unsere eigene Art der Vorstellungskraft entwickeln und sie so lebendig wie möglich einsetzen.

Ein weiterer Aspekt hat neuerdings zunehmende Aufmerksamkeit erfahren – die Orientierung unserer inneren Vorstellungen. Man unterscheidet zwischen innerer und äußerer Wahrnehmung. Innere Wahrnehmung ist verbunden mit der Sicht dessen, was um uns herum geschieht, und zwar so, als würden wir selbst tatsächlich eine Tätigkeit ausführen. Die Wahrnehmung geschieht sozusagen in der Ich-Form und umfaßt alles, was wir sehen und fühlen aus unserer Sicht. Im Gegensatz dazu ist die äußere Wahrnehmung so, als beobachteten wir uns von außen durch eine Kamera, wir sehen uns also in der »dritten Person«. Beide Formen der Wahrnehmung haben physiologisch unterschiedliche Auswirkungen. Die »Ich-Form«-Wahrnehmung führt zu intensiverer Muskelaktivität und ist daher effektiver für motorische Aufgaben im Sport oder in der Musik als die »Dritte-Person«-Wahrnehmung.[2)] Obwohl sie die am weitesten verbreitete Methode ist, scheint es mir wichtig, daß wir uns das Wissen um die Effektivität innerer Wahrnehmung beim Umgang mit Lampenfieber zunutze machen.

Ich fasse die Möglichkeiten der inneren Vorstellungskraft zusammen:

- Innere Wahrnehmung – ich sehe mich selbst.
- Äußere Wahrnehmung – ich beobachte mich von außen.
- Kinästhetische Wahrnehmung – ich stelle mir das Gefühl vor, wie ich etwas durchführe, z. B. stelle ich mir vor, wie ich auf das Podium gehe, mich verbeuge, den Applaus entgegennehme.
- Auditive Wahrnehmung – ich höre beispielsweise, wie ich laut und deutlich vor dem Publikum spreche.

Die beste Nutzung unserer inneren Vorstellungskraft schließt ein umfassendes sensorisches Erleben mit ein, das sich all unserer möglichen Sinne bedient. Es scheint einleuchtend zu sein, daß wir mehr von unserer Innenwelt profitieren, wenn wir sie auf mehreren Kanälen zugleich »anzapfen« und »füttern«. Tatsächlich ist der Unterschied zwischen dem, was in unserer Vorstellung geschieht, und dem, was real geschieht, viel geringer, als wir gemeinhin annehmen. Experimente haben gezeigt: Wenn wir uns ein bestimmtes Handeln vorstellen, werden in den Muskeln, die für diese Handlung zuständig sind, kleine elektrische Impulse registriert, die denen gleichen, die wir bei der tatsächlichen Ausführung aussenden. Unser Gehirn arbeitet mit den Mitteln der Schlußfolgerung, deshalb pflegt die Erzeugung einer Vorstellung unser Gehirn zu veranlassen, so zu handeln, als wäre sie Realität.

Imagination und Alpha-Zustand

Die Imagination spielt eine wertvolle und integrierende Rolle beim Brückenschlag zwischen dem Bewußten und dem Unbewußten, zwischen den rationalen und affektiven Dimensionen des Lampenfiebers. Die Kraft der inneren Vorstellung kann aber nur wirken, wenn wir uns in einem entspannten Zustand der Aufnahmebereitschaft befinden, d. h. in einem Zustand, in dem unsere Gehirnwellen im Alpha-Zustand schwingen. Der Alpha-Zustand – darin sind sich die Neurologen einig – ist der ideale Lern-Zustand. Wir sind zwar bei vollem Bewußtsein, aber völlig entspannt. Außerdem macht es Spaß, so zu lernen, weil es erfrischt und regeneriert. Wenn ein Übermaß an Hirnwellenaktivität die Wurzel des Lampenfiebers ist, dann kann man daraus schließen, daß es zur Lösung des Problems beiträgt, wenn wir unsere Hirnwellenfrequenz steuern lernen. Wenn wir im Alpha-Zustand sind, liegt unsere Hirnfrequenz zwischen 7 und 14 cycl/sec, diesen Zustand erleben wir beim Tagträumen oder kurz vor dem Einschlafen. Im Wachbewußtsein, wenn wir Beta-Wellen aussenden, schwingt unsere Hirnwellenfrequenz zwischen 15 und 21 cycl/sec, also erheblich höher. Bei

Lampenfieber liegt die Hirnwellenfrequenz je nach individuellem Angstniveau in der Regel über 21 Hertz. Bei dieser Frequenz ist es mit der Konzentration vorbei, die Gedanken geraten außer Kontrolle.

Für den Zugang zu unseren inneren Ressourcen lernen wir also zunächst, uns bewußt bis zum Alpha-Niveau zu entspannen und damit die Hirnwellenfrequenz zu senken – ein Zustand, der in jeder Meditation oder im innigen Gebet auftreten kann.[3)]

Der Alpha-Zustand

Suchen Sie sich einen bequemen Sitzplatz und schließen Sie die Augen.
Atmen Sie tief und langsam ein.
Beim Ausatmen visualisieren und wiederholen Sie im Geiste die Zahl drei; sagen Sie »drei, drei, drei«.
Dann wiederholen Sie den Vorgang mit der Zahl zwei und anschließend mit der Zahl eins.
Visualisieren Sie ganz deutlich, lassen Sie die Zahl heller werden, oder malen Sie sie im Geist mit Farbe an.
Das sollte genügen, um die Gedanken zu sammeln und sich zu entspannen.
Um eine verstärkte Entspannung zu erreichen, können Sie sich in Ihrer Vorstellung an einen Ort versetzen, der für Sie der ideale Entspannungsort wäre.
Wie lange Sie auf Alpha-Niveau bleiben, und was Sie in dieser Zeit tun, bleibt Ihnen überlassen. Sie können sich einfach ein paar Minuten entspannen oder in Ihr »geistiges Kino« gehen, um sich Ihren Auftritt vor Augen zu führen.
Um Ihren Entspannungszustand zu verlassen, zählen Sie von eins bis drei und sagen sich, daß Sie bei drei die Augen öffnen, wach und frisch sind und sich besser fühlen werden als zuvor.

Nach einiger Praxis reicht es schon aus, wenn Sie einfach die Augen schließen, tief einatmen – und schon sind Sie auf Alpha.

Um den Prozeß zu aktivieren, kann man zusätzlich die »Drei-Finger-Technik« anwenden.[4)] Sie signalisiert dem Gehirn »Aufgepaßt« und lenkt die Aufmerksamkeit in eine bestimmte Richtung.

Legen Sie die ersten drei Finger zusammen (Daumen, Zeige-, Mittelfinger) und denken Sie an das, was Sie tun wollen, z. B. gelassen sein.
Bevor Sie diese Technik als Auslöser einsetzen können, müssen Sie sie erst einprogrammieren.
Gehen Sie auf Alpha und sagen Sie sich: »Um das zu erreichen, was ich möchte, muß ich die drei Finger zusammenlegen. (Jetzt legen Sie die drei Finger zusammen.) Das bringt mich auf eine Bewußtseinsstufe, auf der meine Vorstellungen besser aufgenommen werden.«
Machen Sie das mehrmals, und Sie haben die Drei-Finger-Technik sozusagen einprogrammiert.

Sie ist ein wertvolles Werkzeug gerade vor Auftritten, mit dem Sie bestimmte gewünschte Zustände wie Entspannung, Gelassenheit oder Sicherheit auslösen können.

Wenn wir im Alpha-Zustand ein Bild von uns in einem gewünschten Zustand erzeugen, was tun wir dann? Wir erschaffen es, wir verleihen unseren Vorstellungen positive Energie. Wenn die Hirnwellen sich verlangsamen, wird unsere rechte Hirnhemisphäre, der Bereich schöpferischer Energien, aktiviert. Hier visualisieren wir, was wir erreichen wollen, und stellen die Weichen für Veränderungen. Bei dieser Arbeit geht es nicht um mystische Erfahrungen, sondern um den Einsatz für unser Leben im Hier-und-Jetzt. Die nun folgenden Imaginationsübungen mit vorgegebener Thematik können abgeändert und individuellen Bedürfnissen angepaßt werden. Ich habe ein paar nützliche Möglichkeiten ausgewählt, die ich meiner Beschäftigung mit der Psychosynthese Assagiolis verdanke.[5)]

Der innere Dialog

Die Technik des inneren Dialoges läßt uns mit unserem »inneren Therapeuten« Kontakt aufnehmen. Wir können dabei lernen, uns auf unser Selbst zu verlassen, statt auf die Erwartungen anderer oder eigener Persönlichkeitsanteile, die uns unter Druck setzen.

Entspannen Sie sich mit der oben beschriebenen Methode, um Ihr Gehirn in den Alpha- Zustand zu versetzen.
Wenn Sie sich entspannt fühlen, stellen Sie sich einen Sommermorgen vor. Sie stehen in einem Tal, der Himmel ist tiefblau. Spüren Sie die Füße auf dem Boden, nehmen Sie sich wahr und nehmen Sie sich Zeit, um alles um sich herum wahrzunehmen.
Ihr Blick fällt auf einen Berg, er erhebt sich ganz in der Nähe. Sie entschließen sich, den Berg zu besteigen.
Sie gehen in einen Wald hinein und nehmen das Aroma von Nadelbäumen wahr und spüren die dämmrige Atmosphäre des Waldes.
Sie verlassen den Wald und treffen auf einen steilen Weg. Spüren Sie die Anstrengung, diesen steilen Weg hochzusteigen, bis Sie oben auf dem Berg auf einem großen Plateau ankommen.
Jetzt ist die Stille vollkommen.
In einiger Entfernung sehen Sie jemanden – eine weise und liebevolle Person, die bereit ist, Ihnen zuzuhören und Ihnen zu sagen, was Sie wissen wollen.

Nähern Sie sich dieser Person, sehen Sie das Gesicht, ihr Lächeln und die liebende Wärme, die von ihr ausströmt. Stellen Sie Fragen oder sprechen Sie über Ihr Problem. Still und aufmerksam folgen Sie den Antworten. Sie führen den Dialog so lange, wie sie wollen.

Die Entdeckung unserer inneren Stimmen verschafft uns ein recht klares Bild unseres Lampenfiebermusters. Sobald wir sie visualisieren und uns mit ihnen auseinandersetzen, gelingt es uns, Distanz zu gewinnen – unsere inneren Monster und Richter nehmen eine faßbare Form an. In jedem Fall entsteht dadurch mehr Freiheit im Umgang mit ihnen.

Versöhnung mit meinem Monster

Entspannen Sie und stellen Sie sich eine Auftrittssituation vor.
Stellen Sie fest, welcher Teil von Ihnen Ihre Angst verursacht.
Stellen Sie sich vor, wie dieser Teil aussieht. Ist er jung oder alt? Wie ist er gekleidet? Welchen Gesichtsausdruck hat er? Fragen Sie ihn, was er zu erreichen versucht.
Was ist das Positive, das er für Sie tun kann? Es gibt immer auch etwas Gutes, was er für Sie tun kann.
Fragen Sie ihn nun, ob er bereit wäre, weiterhin für Sie zu arbeiten, aber auf eine Weise, die zu Ihrem Wohle beitragen könnte.
Sie können ihn bitten, nach neuen Möglichkeiten zu suchen, die Ihnen dabei helfen, neue Situationen und Herausforderungen durchzustehen.
Sehen Sie sich diesen Teil Ihrer selbst nochmals an. Sieht er jetzt zufriedener, erleichterter, älter aus?
Danken Sie ihm, daß er Ihnen zugehört hat und Ihnen behilflich sein will.

Lampenfiebergefühle erkunden

Diese Übung bringt Sie mit Gefühlen in Berührung, die zu Ihrem Lampenfieber beitragen.

Gehen Sie in den Alpha-Zustand und stellen Sie sich eine für Sie typische Lampenfiebersituation vor.
Benutzen Sie Ihre Erinnerung, um möglichst detailliert alle Einzelheiten wahrzunehmen.
Richten Sie Ihre Aufmerksamkeit auf Ihre Gefühle und Körperempfindungen: Stellen Sie sich vor, Sie würden einem guten Freund erzählen, was Sie empfinden.
Falls eine bestimmte Empfindung in den Vordergrund rückt, legen Sie einfach Ihre Hände auf diese Stelle und stellen Sie sich vor, daß heilende Energie durch Ihre Hände an jene Stelle fließt.
Horchen Sie nach innen und fragen Sie Ihren Körper, ob er Ihnen Antworten geben will.
Fragen Sie: Was ist das für ein Gefühl? Woher kenne ich das? Hatte ich dieses Gefühl schon als Kind? Warum beunruhigt es mich derart?
Beobachten Sie, welche Antworten, Bilder oder Ideen aus Ihrem Unbewußten aufsteigen, und nehmen Sie Ihre Körperreaktionen darauf wahr. Manchmal müssen Sie eine Weile bei einem bestimmten Gefühl verharren, besonders wenn es von einer Stelle tief in Ihrem Inneren herrührt, die Sie schon lange nicht mehr kontaktiert haben. Ihr Körper wird Ihnen mitteilen, wenn Sie bei einem Gefühl bleiben oder weitergehen sollen.
Anfänglich wird es Ihnen vielleicht schwerfallen, die feinen Signale zu deuten. Mit einiger Praxis werden Sie aber feststellen, daß Ihr Körper ein zuverlässiger Lehrer ist. Sie werden merken, daß Sie sich nach dieser Übung körperlich und emotional gelöster fühlen und daß Sie mit der Zeit Vertrauen und Sorgfalt im Umgang mit Ihren eigenen Gefühlen entwickeln lernen.

Mein Auftritt

Es gibt eine weitere Art, mit gelenkten Phantasien umzugehen, die weniger symbolisch als eher realitätsorientiert ist. Genauso wie uns unsere inneren Monster durch ihr Auftauchen verunsichern können, tun dies auch unsere inneren Katastrophenfilme. Wir müssen ihnen nicht ausgeliefert sein, sondern können ihnen Einhalt gebieten und sie transformieren.

Stellen Sie sich einige Zeit vor einem Auftritt die schlimmstmögliche Katastrophe vor, die eintreten könnte.
Überprüfen Sie, ob Ihre Befürchtung tatsächlich berechtigt ist, wie wahrscheinlich die phantasierte Katastrophe ist, was passieren würde, wenn sie tatsächlich eintreten würde.
Malen Sie sich nun aus, wie Sie die phantasierte Katastrophe erfolgreich bewältigen.
Stellen Sie sich vor, wie Sie gelassen und ruhig in die Situation gehen und sie bewältigen.
Wie ist das Gefühl danach, wenn Sie Ihren Auftritt überstanden haben, am nächsten Tag, in der folgenden Woche . . .?

Eine andere hilfreiche Version dieser Übung ist die Erzeugung einer angenehmen, positiven Vorstellung.

Jedesmal wenn die Katastrophenvorstellung auftaucht, stellen Sie sich eine angenehme Auftrittszene vor – wie Sie den Applaus entgegennehmen, von Freunden umarmt werden oder anschließend vor einem köstlichen Glas Wein sitzen.

Mentale Probe

Eine sehr einfache Anwendung des Visualisierens ist die mentale Probe.
Man stellt sich vor dem Auftritt den Ablauf des Geschehens möglichst wirklichkeitsnah und detailliert vor.
Dadurch wird der Körper auf das Ereignis eingestimmt, und die Furcht vor dem Unbekannten läßt nach.

Gelassenheit im Rampenlicht

Bei dieser Übung richten wir unsere Aufmerksamkeit auf eine erwünschte innere Qualität – wie z. B. Gelassenheit.

Wählen Sie eine Qualität, von der Sie annehmen, daß sie Ihnen zum jetzigen Zeitpunkt bei Auftritten behilflich sein kann.
Stellen Sie sich vor, daß Sie diese Qualität bereits im größtmöglichen Maße besitzen.
Lassen Sie zu, daß diese Qualität in Ihrer Vorstellung möglichst detailliert Gestalt und Form annimmt.
Intensivieren Sie sie.
Stellen Sie sich jetzt vor, daß Sie in das Bild, in die Gestalt, eintreten und eins werden mit ihr.
Verschmelzen Sie mit der Qualität des Bildes und stellen Sie sich vor, wie es ist, wenn Sie diese Qualität im Höchstmaß besitzen.
Spüren Sie, wie jede Faser Ihres Körpers von dieser Qualität durchdrungen wird und wie diese Qualität Ihre Gefühle, Gedanken und Absichten umfängt.
Stellen Sie sich schließlich vor, wie Sie diese Qualität bei Ihren Auftritten mehr zum Ausdruck bringen, als es Ihnen bisher gelang. Stellen Sie sich diese Situation so lebendig und wirklichkeitsnah wie möglich vor.

Entspannende Vorstellungsübungen aktualisieren Bilder und Erinnerungen an Orte und Situationen, die mit Ruhe, Wärme, Gelassenheit und Wohlgefühl verbunden sind. Wenn wir bedenken, daß wir jeden Moment innere Vorstellungen aufbauen, dann wird es auch möglich, zwischen verschiedenen Vorstellungen wählen zu lernen, negative Bilder durch neue, positive Vorstellungen zu ersetzen.

Der Diamant

Eine solche positive Alternative ist beispielsweise die Vorstellung vom »Diamanten«:

Gehen Sie auf Alpha und stellen Sie sich einen geschliffenen Diamanten vor.
Sehen Sie die Perfektion seiner Form und lassen Sie sich von seiner kristallinen Schönheit erfüllen.
Identifizieren Sie sich mit ihm und spüren Sie, wie Sie durch ihn mit dem Teil von Ihnen in Berührung kommen, der genauso unüberwindbar und kraftvoll ist – Ihr Selbst.
Ängste, Erwartungen und Leistungsdruck können diesem Selbst nichts anhaben. Es bleibt unberührt von den Dämonen des Lampenfiebers.
Es ist Ihr Kern, das Zentrum Ihres Seins.
Erkennen Sie, daß Sie dieses Selbst sind.
Während das Symbol des Diamanten langsam verblaßt, lassen Sie die Wahrnehmung des Selbst in sich wachsen, immer klarer und stärker werden.

Das Grundprinzip der gelenkten Imagination ist, wie wir gesehen haben, einfach nachvollziehbar. Dennoch wirkt diese schöpferische Arbeit mit der eigenen Vorstellungskraft keineswegs nur oberflächlich. Sie rührt an tiefe innere Schichten, an unsere Einstellung zum Leben und zu uns selbst. Innere Vorstellungen können uns gefangenhalten oder befreien. Wir haben die Wahl, ob wir uns von ihnen versklaven lassen, oder ob wir ihre Macht nutzen, um aus unserem Angstgefängnis auszubrechen, um neue Möglichkeiten zu entfalten, die in unserer Reichweite liegen. Im Umgang mit Lampenfieber sollten wir die Quelle unserer Vorstellungskraft nicht ungenutzt lassen. Über unsere inneren Vorstellungen lernen wir, die verschiedenen und widersprüchlichen Kräfte in uns selbst zu erkennen. Wir lernen, uns von der Kontrolle der Kräfte zu befreien, die uns normalerweise beherrschen, und entwickeln in uns eine Möglichkeit, uns selbst mit positiven Erfahrungen zu »nähren«.

Wie alle Werkzeuge, kann die Imagination nicht nur aufbauend eingesetzt werden. Die Gefahr besteht, daß man sich ihrer bedient, um sich in eine unwirkliche Welt des Wunschdenkens zurückzuziehen, man sieht sich Außergewöhnliches, Verblüffendes vollbringen, ohne Bezug zur eigenen Wirklichkeit. Sinnvoll kann die Arbeit mit Imaginationen aber nur dann sein, wenn wir nicht versuchen, unbefriedigte Bedürfnisse durch Tagträumereien aufzuwiegen, sondern Vorstellungen produzieren, die in der eigenen Reichweite liegen. Deswegen können solche Übungen langfristig nur wirksam sein, wenn wir sie auch im Alltag umsetzen und erproben.

Affirmationen

Es ist an der Zeit zu realisieren, daß wir nicht Opfer von Prophezeiungen, sondern selbst die Propheten sind.

Eng verwandt mit der gelenkten Imagination ist ein weiteres Werkzeug – die Affirmation. Schon die Alten haben dieses

Mittel eingesetzt, man denke an die Stelle im Neuen Testament: »Worum du betest, glaube mir, du wirst es erhalten«, und bei Markus heißt es: »Alle Dinge sind möglich dem, der da glaubt.« Unsere Gedanken schaffen unsere Wirklichkeit, sie sind Antriebskraft unserer Existenz und entscheidender Faktor, um die Selbstheilungskräfte in uns zu mobilisieren. Je nachdem, wie wir sie gebrauchen, können wir unsere Gefühle und unseren Körper positiv oder negativ beeinflussen. Einstellungen lassen sich verändern, wir können unser Leben neu ausrichten, wenn wir unseren Geist in neue Richtungen lenken – und dies mit Hilfe einer Methode, die so einfach ist, daß viele Menschen sie erst ernst nehmen, wenn sie sie einmal selbst ausprobiert haben. Es ist verständlich, daran zu zweifeln, daß die schlichte Wiederholung von Bejahungen und Behauptungen – Affirmationen – hilfreich sein könnte. Aber geben wir uns nicht ständig Affirmationen, die unser Leben diktieren? Und vor allem – geben wir uns nicht ständig negative Suggestionen wie z. B. »wenn ich vor Leuten reden soll, bin ich immer blockiert«, oder »wenn ich an mein Konzert denke, bekomme ich schon Gänsehaut«? Denken wir an die Fernsehwerbung – arbeitet sie nicht auch mit den Mitteln der Affirmation, indem sie uns durch wiederholte Behauptungen dazu bringt, ein bestimmtes Waschmittel zu kaufen? Warum sollten wir also nicht dieses machtvolle Instrument gezielt einsetzen, um unsere alten, einengenden Anschauungen über unsere Grenzen und Potentiale durch positive, neue Anschauungen zu erweitern oder zu verändern?

Die Arbeit mit Affirmationen setzt eine feste Absicht voraus, etwas Bestimmtes zu brauchen oder zu wollen. Was immer Ihr Ziel sein mag – wenn Sie sich eine klare Vorstellung davon machen, was Sie wollen, und zwar so, als wenn Sie es bereits erreicht hätten, dann versetzen Sie sich dadurch in einen Zustand, der hilfreich ist zur Erreichung des gewünschten Ziels. Die gewählte Zielsetzung zusammen mit der affirmativen Behauptung und der Vorstellung des Gewünschten bedarf der täglichen Wiederholung über einen gewissen Zeitraum hinweg, so daß sie sich in unserem Denken verankern kann. Affirmationen können gedacht, gesprochen, geschrieben oder gesungen werden. Sie sollten immer positiv formuliert sein, also nicht: »Ich habe kein Lampenfieber mehr«, sondern: »Ich bin konzentriert und gelassen.« Da unser Unbewußtes alles wörtlich nimmt, sollten wir stets in der Gegenwart bleiben, also nicht: »Ich werde ruhig sein«, sondern: »Ich bin ganz ruhig.«

»Sie können es, weil Sie glauben, daß Sie es können« (Vergil). Unser Glaube ist letztlich nichts anderes als ein Zustand, der unser Verhalten bestimmt – eine sich selbst erfüllende Prophezeiung. Es ist an der Zeit, daß wir realisieren, daß wir nicht Opfer von Prophezeiungen, sondern daß wir selbst die Propheten sind. Wir haben die Wahl, uns positiv zu bestärken oder zu lähmen und unsere Einschränkungen als unüberwindlich erscheinen zu lassen. Der Glaube, den wir haben, bestimmt darüber, wieviel wir von unserem Potential verwirklichen können.

Ein wesentliches Prinzip der Affirmation ist die Wiederholung. Das hängt mit unserem Unbewußten zusammen, das sehr empfänglich für Wiederholungen ist. Ein Wissen, das sich sämtliche Religionen in ihren Ritualen zunutze machen, weil dadurch unsere Energien in eine bestimmte Richtung kanalisiert werden. Durch die kontinuierliche Arbeit mit Affirmationen können wir unsere Projektionen verändern; statt mit ängstlichen, negativen Projektionen zu leben, können wir hoffnungsvolle, zuversichtliche und optimistische Projektionen entwickeln. Für den Einsatz auf der Bühne ist die positive Projektion geradezu ein Muß, wenn wir etwas vermitteln wollen.

Affirmationen haben die Macht, uns emotional und physisch zu beeinflussen. Darin liegt aber auch eine Gefahr, wenn wir Gefühle abspalten und uns etwas einreden, was nicht mit unserer Realität übereinstimmt. Grimmig klingen solche Affirmationen, wenn jemand sagt: »Ich bin total ausgeglichen« mit dem Unterton: »wehe, du widersprichst mir«. Affirmationen können nur glaubwürdig und wirkungsvoll sein, wenn sie Verbindung mit unseren Gefühlen haben. Wenn sie, genauso wie auch die Imagination, so produziert werden, daß wir davon Besitz ergreifen können und emotional berührt werden.

Affirmationen

Schließen Sie die Augen und richten Sie Ihre Aufmerksamkeit auf die Atmung.
Erlauben Sie sich einen Augenblick der Stille.
Nun denken Sie an einen bestimmten Bereich Ihres Lebens, den Sie gern verändern würden.
Stellen Sie sich vor, wie Sie gern wären.
Fühlen Sie diesen Zustand.
Schaffen Sie eine Aussage – einfach, positiv und gegenwärtig – über diesen neuen Zustand.
Sie können auch ein Bild, ein Symbol oder eine Empfindung wählen, oder am besten beides.
Nehmen Sie sich Zeit, um Ihre Aussage mehrmals zu wiederholen.
Beenden Sie die Affirmation in dem Wissen, daß Ihre Intuition dafür sorgen wird, daß sich der gewünschte Zustand einstellen wird.

Affirmationen und Gefühle

Wählen Sie eine für Sie geeignete Affirmation, wie z. B. »ich glaube an mich selbst«, »ich schaffe meine Aufgabe«, »ich bin gesund und voll leistungsfähig«.
Entspannen Sie sich und wiederholen Sie Ihre Affirmation mehrmals.

Welche Gefühle tauchen auf?
Welche Körpersensationen?
Wandern Sie mit Ihrer Hand an die Stelle Ihres Körpers, die Ihre Aufmerksamkeit braucht.
Schicken Sie mit jedem Atemzug die Worte Ihrer Affirmation an diese Stelle.
Nehmen Sie die Veränderungen in Ihrem Körper wahr.
Entlassen Sie mit Ihrer Atmung unangenehme Anspannungen aus Ihrem Körper und wiederholen Sie Ihre Affirmation so lange, bis Sie das Gefühl haben, daß Ihr Körper sie akzeptiert.

Der meditative Umgang mit Affirmationen und Gefühlen scheint mir gerade im Umgang mit Lampenfieber wertvoll. Wenn wir unsere negativen Gefühle zunächst einmal zulassen und dann loslassen, entsteht Raum für neue positive Anschauungen.

Wache Entspannung

Die Entspannungsreaktion sorgt für nach innen gerichtete Wachheit.

Es gibt kaum einen Beitrag zum Thema »Lampenfieber«, der nicht die Rolle der Entspannung – oft als ausschließliches Mittel – betont, weil sie das Gegenstück zur »falschen« Wahl der Fliehen-oder-Kämpfen-Reaktion ist, also die »richtige« Reaktion. Die Auswirkungen der »Entspannungsreaktion« sind bekannt: Reduzierung der habituellen Muskelspannung, bessere Durchblutung und Abbau von Streß und Angst. Es gibt unzählige Mittel zur Aktivierung der Entspannungsreaktion, die wir alle tagtäglich praktizieren, wenn wir unseren wachbewußten Beta-Zustand »off-line« schalten, z. B. beim Tagträumen, bei automatisierter Tätigkeit oder rhythmischer Bewegung. Streßreaktionen werden zweifellos weniger häufig ausgelöst, wenn wir Entspannungsmethoden praktizieren, aber sie sind eben nur *ein* Werkzeug und ersetzen nicht die notwendige Beschäftigung mit unserer »inneren Landkarte«. Der Leser, der keine der bisher vorgestellten Anregungen praktizieren will, kann dennoch einiges erreichen, wenn er eine der vorgeschlagenen Entspannungsübungen regelmäßig übt. Fünf Elemente sind dazu notwendig: eine ruhige Umgebung, bequeme Kleidung, bequeme Körperhaltung, ein mentales Hilfsmittel und der Wunsch nach Entspannung.

Entspannung

Richten Sie die Aufmerksamkeit auf Ihre Atmung.
Stellen Sie sich vor, daß Sie mit jeder Ausatmung Spannungen aus Ihrem Körper herausatmen – sie wegspülen wie Ozeanwellen.
Wandern Sie mit Ihrer Wahrnehmung durch Ihren Körper, angefangen bei den Füßen, Beinen, Becken, Bauch, Brust, Schultern, Nacken, Kopf und Rücken.
Stellen Sie sich vor, daß Sie entspannen, wenn Sie jeden Körperteil darum bitten, sich zu entspannen.
Genießen Sie diese tiefe Entspannung und stellen Sie sich ein Symbol (Bild, Klang, Empfindung) vor, das diese Körperentspannung repräsentiert. Dieses Entspannungssymbol soll von nun an Ihr Symbol sein, auf das, wann immer Sie es brauchen, Ihr Körper immer mit Entspannung reagieren wird.
Stellen Sie sich nun einen Ort vor, an dem Sie sich gern aufhalten. Versetzen Sie sich an jenen Ort und saugen Sie die Atmosphäre dieses Ortes in sich auf.

Der Strom Ihrer Gedanken beruhigt sich, Ihr Gehirn schaltet ab und ist entspannt und gleichzeitig hellwach. Schaffen Sie nun ein Symbol, das diesen mentalen Entspannungszustand verkörpert.
Wann immer Sie geistig entspannen wollen, steht Ihnen dieses Symbol zur Verfügung. Sie können es jederzeit abrufen.
Wenn Sie bereit sind, nehmen Sie wahr, welche Gefühle aus Ihrem Inneren aufsteigen – negative wie positive.
Geben Sie sich die Erlaubnis, diese Gefühle an einen sicheren Ort zu bringen, wo sie gut versorgt sind (lassen Sie z. B. Ihre »du solltest« wie Wolken weiterziehen).
Gestatten Sie sich das Gefühl der Geborgenheit und schaffen Sie nun Ihr Symbol für Ihre emotionale Entspannung.
Wenn Ihr Körper, Geist und Ihre Gefühle entspannt sind, befinden Sie sich auf der Alpha-Ebene – Ihrer kreativen, regenerierenden Bewußtseinsebene.
Je häufiger Sie diese Entspanung praktizieren, desto leichter und schneller werden Sie diesen Zustand erreichen. Zählen Sie nun von eins bis drei:
Eins – kommen Sie zurück in Ihren Raum,
Zwei – bekräftigen Sie Ihr Wohlbefinden,
Drei – öffnen Sie die Augen.

Die nun folgende Spontanentspannungsmethode verdanke ich Betty Scott, die sich intensiv mit dem Thema Lampenfieber bei Musikern befaßt hat.[1)] Sie ist einfach zu lernen und eine sinnvolle Möglichkeit zur Entwarnung, wenn angstproduzierende Gedanken auftauchen.

Setzen Sie sich bequem hin und entspannen Sie sich.
Nehmen Sie einen tiefen Atemzug durch die Nase, halten Sie Ihren Atem viermal so lang, wie Sie eingeatmet haben.

Atmen Sie dann doppelt so lange aus, wie Sie eingeatmet haben, halten Sie Ihren Atem und wiederholen Sie das Ganze mehrmals.
Zählen Sie innerlich abwärts von sieben bis eins und denken Sie dabei »tiefer, tiefer«.
Stellen Sie sich dabei vor, wie Sie mit einem Fahrstuhl (oder einem anderen Symbol) langsam abwärts gleiten.
Sehen Sie sich und fühlen Sie sich, wie Sie immer tiefer gehen.
Wenn Sie in den Wachzustand zurückkehren wollen, brauchen Sie sich nur von eins bis fünf aufwärts zu zählen.
Mit jeder Zahl spüren Sie mehr, wie das Blut durch den Körper fließt, wie Ihr Herz schlägt und Ihr Atem fließt.
Nehmen Sie wahr, wie entspannt Sie sind.
Schicken Sie mit jeder Zahl gute Gedanken an Ihren Körper und Geist, z. B. »entspannt und voller Energie«, »gutes Gefühl überall«, »gelöst und wach«.
Wenn Sie bei fünf ankommen, sagen Sie: »Augen auf und hellwach.«

Wenn Sie an einem speziellen Problem arbeiten wollen, legen Sie vor der Entspannung fest, auf was Sie sich konzentrieren wollen. Sie können dies in Form von Affirmationen tun, z. B. »mein Blutdruck ist normal«, »mein Kopf ist klar«. Wiederholen Sie Ihre gewählte Affirmation mehrmals, während Sie mit der oben beschriebenen langsamen, tiefen Atmung beginnen.

Unser inneres Geschwätz – Arbeit mit den inneren Stimmen

Wir lernen durch die Arbeit an unseren inneren Stimmen, daß wir uns selbst – statt der alten beherrschenden Antworten – neue Antworten geben können.

Das Ziel, das ich in der Arbeit mit den inneren Stimmen anstrebe, könnte man als das Finden der eigenen Mitte bezeichnen, von der aus wir mit unseren inneren Stimmen verhandeln, sie lenken, um schließlich ihre Energien zu harmonisieren. Die Arbeit mit den inneren Stimmen darf ruhig etwas Experimentierfreudiges, Spielerisches haben. Sie verdienen nicht nur Respekt, sondern auch liebevolles Eingehen und manchmal sogar ein Augenzwinkern, das signalisiert: Wir kennen einander. Die erste Frage lautet: Wie können wir mit ihnen vertraut werden?

Einen direkten Zugang erhalten wir, wenn wir uns vergegenwärtigen, welche Eigenschaften oder Verhaltensweisen uns vor einem Auftritt am meisten blockieren. Nehmen wir beispielsweise an, jemand hat einen Kritiker, der ihn vor jedem Auftritt in Frage stellt und blockiert. Die Arbeit an diesem Kritiker könnte nun so aussehen, daß man ihn willentlich weckt und versucht, ihm eine Form, Farbe oder Gestalt zu geben. So schafft man innerlich ein Symbol, mit dem man kommunizieren kann. Sobald es gelingt, die Gestalt dieser inneren Stimme klar zu sehen – das kann ein Monster, ein Tier, eine Person oder ein Gegenstand sein –, gibt man ihr Zeit, daß sie sich entfalten kann. Entfalten heißt: zulassen, daß sie sich auf möglichst vielen Kanälen unserer Sinnesempfindung offenbaren kann, also nicht nur sehen, sondern auch fühlen oder hören, was sie mitzuteilen hat. Man tritt in Kontakt mit möglichst vielen Aspekten dieser Gestalt und gibt ihr einen passenden Namen.

Nun lassen wir diese Gestalt sprechen und sich selbst ausdrücken. Am besten gelingt das, wenn wir sie erst einmal begrüßen: »Kritiker, was hast du mir zu sagen?« Wir gehen also auf diese Gestalt innerlich zu und etablieren eine Kommunikation, das heißt, wir stellen Fragen, um herauszufinden, welche Absichten dieser Teil in uns verfolgt.

Sobald wir eine wichtige innere Stimme erkannt haben, sie visualisieren und mit ihr in Kontakt treten, gelingt es uns, Beziehung und Distanz zu ihr zu gewinnen, sie also nicht nur zu erleiden und hinzunehmen, sondern selbstbestimmt aufzunehmen und umzuformen. Diese Umformung kann nur gelingen, wenn wir bereit sind, uns mit unseren inneren »Monstern« auszusöhnen. Gelingt es uns, sie als Teile von uns anzunehmen, die einen wichtigen Beitrag für unsere Persönlichkeit leisten, verlieren sie ihre Bedrohlichkeit. Sie werden faßbar, verstehbar und formbar.

Wie geschieht nun diese Aussöhnung? Der erste Schritt besteht darin, daß wir in einen inneren Dialog mit unserem Monster treten. Am besten konzentrieren wir uns erst einmal auf *ein* Monster. Später können wir uns auch mit der Interaktion der verschiedenen inneren Stimmen befassen. Wir befragen unser Monster nach seiner Absicht: Warum bist du da? Was kann ich von dir lernen? Wir hören ihm zu und erlauben ihm, sich auszusprechen. Wir können laut oder leise mit ihm sprechen, im Sitzen oder im Gehen, mit geschlossenen oder geöffneten Augen. Wichtig dabei ist unsere Bereitschaft, die vielleicht bisher völlig unbegreiflichen positiven Absichten unseres Monsters anzuhören, sich damit auseinanderzusetzen und auszusöhnen und sie als Hinweise zu konkreten Verhaltens- oder Einstellungsänderungen anzunehmen. Deswegen richtet sich die nächste Frage an unser Monster als Ratgeber: Was in meinem Leben sollte aus deiner Sicht geändert werden? Wir machen uns unser inneres Monster sozusagen zum Verbündeten, unter dessen Anleitung wir über Veränderungsschritte verhandeln, bis sie als einzelne Schritte deutlich erkennbar werden.

Ich möchte nun eine Möglichkeit vorschlagen, mit unseren Monstern umzugehen, die speziell auf eine Auftrittssituation bezogen ist: Nachdem Sie eines Ihrer Monster identifiziert haben, stellen Sie sich eine Aufführungssituation vor. Gehen Sie an Ihr Instrument, halten Sie Ihre Rede, üben Sie Ihr Bewerbungsgespräch, oder tun Sie das, was Sie brauchen, um Ihren Auftritt zu simulieren.

Treten Sie nun auf in der Person Ihres Monsters, nehmen Sie seine Körperhaltung ein, seine Stimmlage, seine Gestik. Treten Sie so auf, wie Ihr Monster auftreten würde, und übertreiben Sie dabei, so daß sich eine prägnante Szene bildet. Nehmen Sie wahr, wie Sie sich dabei fühlen, wie Sie klingen, wie Sie aussehen. Sammeln Sie Ihre Eindrücke, am besten notieren Sie sie und fragen sich: Fand ich diese Person sympathisch oder nicht? Habe ich Angst vor ihr? Welche Eigenschaften dieser Person behindern mich im Rampenlicht? Welche Eigenschaften könnten mir hilfreich sein?

Es lohnt sich, diese Übung mit den verschiedenen inneren Monstern durchzuführen. Wenn Sie Ihre Beobachtungen notiert haben, ist es aufschlußreich, sie miteinander zu vergleichen und dabei vielleicht festzustellen, daß Sie manche Eigenschaften Ihrer Monster durchaus konstruktiv für Ihre Vorhaben einsetzen könnten. Sie sollten bei dieser Übung auch mit Ihren Verbündeten in Kontakt kommen, um zu erfahren, welche Energien Sie mit ihnen besitzen und welche Qualität Ihr Auftritt dann annimmt. Und schließlich stellt sich die Frage, wie die Energien Ihrer Monster mit den Energien Ihrer Verbündeten zusammenwirken könnten, so daß beide optimal zum Zuge kommen.

Eine Klientin, die eine Rede vor einem Frauenforum zu halten hatte, faßte ihre Arbeit mit ihren inneren Stimmen folgendermaßen zusammen: »Mir wurde klar, daß mein ›Angsthase‹ mir hilft, ›nein‹ zu sagen, weil ich ohne ihn dazu neige, quasi automatisch, ohne zu denken, zu allem ›ja‹ zu sagen . . . meine ›Mutter‹ (ihre innere Verbündete) könnte ihm ja dabei helfen, daß er sein ›Nein‹ nur dann einsetzt, wenn es nötig wird, z. B. bei der anschließenden Diskussion, wo ich mich auch verteidigen muß.«

Es genügt aber nicht zu wissen, welche Monster uns quälen, sondern es geht darum, daß wir lernen, mit ihnen umzugehen und sie zu steuern. Das heißt, daß wir die Fähigkeit erlernen können, selbst zu wählen, um nicht automatisch in diese oder jene »Monsterfalle« zurückzufallen. Je besser wir unsere inneren Monster studieren, desto weniger Angst können sie uns einjagen. Wenn wir uns einfache Methoden des inneren Dialogs zu eigen machen, wächst die Fähigkeit, daß wir uns selbst – statt der alten beherrschenden Antworten – neue Antworten geben können.

Der innere Dialog mit unseren Lampenfieberstimmen

Nachdem Sie einige Ihrer Teilpersönlichkeiten kennengelernt und mit ihnen geredet haben, können Sie sich nun darauf konzentrieren, sich Ihren inneren Dialog auf konstruktive Weise zunutze zu machen.

Stellen Sie sich eine Ihrer Teilpersönlichkeiten vor Ihrem inneren Auge vor.
Nehmen Sie sämtliche Einzelheiten wahr (Stimme, Gestik, Mimik, Kleidung) und suchen Sie nach einem Wort, das die Qualität dieser Person beschreibt.
Spielen Sie innerlich mit diesem Wort, sagen Sie es laut, leise, singen Sie es auf verschiedene Weise und lassen Sie schließlich ein Bild von ihm auftauchen.
Sprechen Sie mit diesem neuen Bild: Was möchtest du von mir? Was brauchst du von mir?
Suchen Sie nun nach dem Wort, das genau das Gegenteil von diesem Wort beschreibt.
Was fällt Ihnen ein? Welches Bild taucht zu diesem Wort auf? Geben Sie dem Bild eine Stimme, was hat es zu sagen? Wie fühlt es sich an?

Lassen Sie nun beide Bilder auf Ihrer geistigen Leinwand nebeneinander erscheinen und bewegen Sie beide Bilder aufeinander zu, bis sie ineinanderfließen und sich ein neues Bild daraus formt.
Geben Sie diesem neuen Bild einen Namen und fragen Sie sich, welche Bedeutung dieses Wort für Sie hat in bezug auf Ihr Lampenfieber.
Beziehen Sie Ihren ganzen Körper ein in dieses Wort, fühlen Sie es und versuchen Sie es maximal zu erleben im Gesichtsausdruck, in der Körperhaltung und der Atmung.
Wenn Sie diesen Zustand maximal erleben, setzen Sie nun einen Anker dafür.
Benutzen Sie die Drei-Finger-Technik (S. 180) und sagen Sie mit fester Stimme Ihr Wort, z. B. Selbstvertrauen.
Seien Sie sich der Kraft dieses Wortes bewußt und fühlen Sie das Entstehen dieser Kraft.
Wiederholen Sie diesen Vorgang mehrmals und fühlen Sie, wie Sie es jedesmal stärker erleben. Das heißt, die Verbindung in Ihrem Nervensystem zwischen diesem Zustand und dem Wort wird immer enger.
Verändern Sie dann Ihren Zustand. Setzen Sie die drei Finger und sagen Sie Ihr Wort und achten Sie darauf, wie Sie sich fühlen.
Tun Sie das in den nächsten Tagen öfter, und Sie werden feststellen, daß Sie, sobald Sie Ihre drei Finger setzen, diesen Zustand willentlich herbeirufen können.

Der Gedanke der Integration scheint mir im Umgang mit den inneren Stimmen von entscheidender Bedeutung. Wir müssen also dafür sorgen, daß wir bei unseren inneren Dialogen jede Stimme gleichberechtigt zum Zug kommen lassen. Das kann manchmal auch bedeuten, daß wir eine Stimme, die wie eine defekte Schallplatte immer dasselbe sagt, zum Schweigen bringen müssen, oder eine Stimme, die sich stets in den Vordergrund drängt, in die hinteren Ränge verweisen müssen. Integration heißt auch: für eine ausgewogene, faire Atmosphäre sorgen.

Kontakt mit unserem inneren Ort des Wissens

Unser Unbewußtes hat unsere Vergangenheit eingespeichert, es weiß unsere Zukunft, und es weiß nicht nur über uns selbst, sondern auch über andere Menschen. Über unsere Träume erhalten wir manchmal Einsichten, die, wenn wir sie verstehen, uns Lösungen anbieten und Wege aufzeigen. C. G. Jung nennt dieses Wissen des Unbewußten »das absolute Wissen«. Wenn unser waches Ichbewußtsein dieses Wissen nicht verdunkeln würde, könnten wir alle Zugang zu diesem absoluten Wissen haben. Es gibt aber Möglichkeiten, dieses innere Wissen anzuzapfen, wenn wir das helle Licht unseres Ichbewußtseins etwas dämpfen, um die Tore unseres Unbewußten zu öffnen. Ich möchte hier zwei Möglichkeiten vorstellen, wie wir mit jenen Teilen des Ichs vertraut werden können, die uns Führung geben können im Umgang mit Lampenfieber.

Der oder die Alte

Schließen Sie die Augen, atmen Sie einige Male tief durch und entspannen Sie.
Stellen Sie sich nun das Gesicht einer weisen alten Person vor, deren Augen liebevoll auf Ihnen ruhen.
Wenn es Ihnen schwerfällt, sich eine solche Gestalt vorzustellen, können Sie auch sich selbst als alten Menschen vorstellen.
Beginnen Sie mit dieser Person einen Dialog über Ihr Lampenfieber. Nutzen Sie ihre Anwesenheit dazu, Fragen zu stellen, die Ihr Lampenfieber und Ihren Auftritt

betreffen. Vielleicht hat diese weise Person Ihnen auch etwas mitzuteilen oder ein Geschenk zu geben.
Widmen Sie ihr die nötige Zeit, bedanken und verabschieden Sie sich, wenn Sie das Gefühl haben, daß es nichts mehr zu sagen gibt.
Schreiben Sie auf, was Sie erlebt haben, und fügen Sie Ihre Gedanken und Assoziationen hinzu und lassen Sie die gewonnenen Einsichten auf sich wirken.

Drei Pforten

Entsprechend vieler alter Überlieferungen können wir uns hilfesuchend an die Quelle unserer kreativen Intuition wenden. Sie muß nicht nur wenigen begabten Genies und Sehern vorbehalten bleiben. Wir alle können sie benutzen im Sinne wachsender Integration und Harmonisierung unseres Lebens. Durch das Erzeugen eines spezifischen Kontextes in unserer Vorstellung können Inhalte, die aus dem Unbewußten aufsteigen wollen, leichter erkannt werden, da sie nicht gegen das innere Geschwätz unserer Gedanken ankämpfen müssen. Einen solchen Kontext bietet die aufschlußreiche Übung der »Drei Pforten«: Der Grundgedanke dieser Übung lautet folgendermaßen:

Schließen Sie die Augen und entspannen Sie sich.
Stellen Sie sich nun vor, drei Pforten vor sich zu haben, eine hinter der anderen.
Öffnen Sie nun eine nach der anderen und nehmen Sie sich Zeit, zuzuschauen, was Sie hinter diesen Pforten entdecken, was Sie dort tun und empfinden.
Sobald Sie damit fertig sind, schreiben Sie auf, was Sie gesehen haben, erweitern und bewerten Sie Ihre gewonnenen Einblicke.

Nach Shorr führt die Vorstellung von den drei Pforten zu den tieferen Schichten des Unbewußten.[1] Ich kann bestätigen, daß dieses Experiment sehr häufig zu tiefgreifenden Einsichten über das eigene Ich führt. Besonders Menschen, die kreativen Tätigkeiten nachgehen, scheinen besonders von diesen Quellen des Wissens zu profitieren, weil sie empfänglich dafür sind. Man muß aber nicht unbedingt Künstler sein, um aus diesen inneren Quellen zu schöpfen. Eine gewisse Offenheit für kreative Problemlösungen und der Mut, eingefahrene Gleise unseres Gehirns einmal zu verlassen, genügen, um neue innere Entdeckungen zu initiieren.

Wenn wir diese Methoden einsetzen, um Entdeckungen über unser Lampenfieber zu machen, so müssen wir immer wieder prüfen, welchen Wert sie für unser Auftreten auf der Bühne haben. Im Gegensatz zu Ratschlägen von Beratern oder Gurus, die man befolgen kann oder nicht, sind diese Botschaften ganz persönlicher Natur. Man kann sie vielleicht verdrängen, aber man kann sie nicht leugnen. Die beste Überprüfung unserer inneren Einsichten finden wir, wenn wir dafür sorgen, daß sie auch konkretisiert, d. h. in Handlungsschritte umgesetzt werden. Die Integration unserer inneren Botschaften in unser Alltagsleben heißt: lernen, sich in eine bestimmte Richtung zu lenken, die dem entspricht, was wir an Einsichten gewonnen haben. Die Umsetzung von Einsichten in Handlungen muß nicht mit dramatischen Veränderungen einhergehen, oft genügen kleine, überschaubare Schritte. Bleiben sie aus, so besteht die Gefahr, daß unsere inneren Einsichten wie Luftblasen platzen und eine unwirkliche Welt in uns hinterlassen. Kleine Veränderungsschritte sind oft verblüffend schlicht, aber ihre Wirkung ist groß. Ich denke hier an das Beispiel einer Sängerin, die vor jedem Konzert Mengen von Süßigkeiten essen mußte. Durch die Arbeit an ihren inneren Stimmen fand sie heraus, daß ihr Weg zum Konzert mit einem Spaziergang beginnen mußte, so daß sie vollgetankt mit Sauerstoff jeder Konditorei widerstehen konnte.

Wir müssen also nicht nur unseren Körper erden und mit unseren Füßen Boden gewinnen, um sicher auftreten zu können, wir müssen auch unsere innere Arbeit »erden«, damit sie Früchte tragen kann. Das bedeutet auch, daß wir nicht zuviel auf einmal erledigen dürfen. Jede Erkenntnis muß sich »festhaken« und verfestigen können. Das braucht Zeit und Pausen, damit unser Unbewußtes daran »weiterarbeiten« kann, denn, wie wir wissen, beschäftigt sich unser Unbewußtes auch in der Pause mit unseren Problemen.

Paradoxe Strategien

Lampenfieber ist ein Teil von uns selbst, den wir nicht einfach abschaffen oder so rasch wie möglich ändern sollen, sondern der uns verändern möchte.

Bis jetzt haben wir uns damit beschäftigt, wie wir vom Körper und von innen her über die gelenkte Imagination, Affirmation und den inneren Dialog unser Lampenfieber steuern und beeinflussen können. Wir werden uns nun mit dem umgekehrten Weg befassen, das heißt, wie wir durch äußere Aktionen unser Lampenfieber steuern können.

Als erstes sei hier die von Watzlawick postulierte »Symptomverschreibung« genannt, die davon ausgeht, daß das absichtliche Ausführen von Symptomhandlungen sie ihrer scheinbaren Spontaneität beraubt.[1)] Das heißt: Wir verschreiben uns selbst, Lampenfieber zu haben. Statt Selbstbeherrschung und Verheimlichung zu üben, machen wir unser Problem publik. Wenn wir also beispielsweise eine Rede zu halten haben, beginnen wir mit der Eröffnung, daß wir äußerst aufgeregt seien. Diese Verhaltensverschreibung steht im krassen Gegensatz zu sämtlichen bisherigen Lösungsversuchen. Wie der Leser richtig vermuten wird, richtet sich diese Instruktion gegen die problemerzeugende, ängstliche Vermeidung von Lampenfieber. Der Gedanke dahinter ist folgender: Wir erhalten Kontrolle über unsere Probleme, wenn wir sie nicht nur vermeiden, sondern auch absichtlich herbeiführen können. Selbstverständlich ist es nicht leicht, diese Instruktion durchzuführen, denn wer möchte schon sein Problem öffentlich propagieren? Man darf aber nicht übersehen, daß das Eingestehen von »Schwächen« den Vorteil hat, daß die anderen eher wohlwollend gestimmt werden und damit die sich selbst erfüllende Prophezeiung ad absurdum führen. Interessant an dieser Möglichkeit ist, daß selbst dann, wenn man es nicht über das Herz bringt, sein Problem publik zu machen, sondern vielleicht nur mit einem Freund darüber spricht oder nur daran denkt, sich trotzdem ein Erfolg einstellt. Also allein die Tatsache, daß einem diese Instruktion im Kopf herumgeht, beeinflußt das Verhalten derart, daß es nicht zu einer Wiederholung desselben alten Spiels von »Zusammennehmen« und »Verheimlichen« kommt.

Auch die Methode der »schlimmsten Phantasie« ist ein paradoxer Lösungsversuch. Sie läßt uns an unser Lampenfieber sozusagen durch ein Hintertürchen herankommen, indem wir uns die katastrophalsten Folgen unseres Lampenfiebers ausmalen. Wir übertreiben also bewußt. Gerade durch diese Übertreibung, die der Beschränkung der Realität, des Möglichen und des Vernünftigen völlig entbunden ist, fällt es uns häufig leichter, sich die wirklichen, möglichen und wahrscheinlichen Folgen einigermaßen realistisch vor Augen zu führen.

Eine weitere Möglichkeit des Prinzips »similia similibus curantur« (Gleiches wird durch gleiches geheilt) wurde von Triplett beschrieben.[2] Er schlägt vor, daß wir uns einen Aspekt unseres Auftritts aussuchen, der uns Kopfzerbrechen bereitet, und uns im entspannten Zustand darauf konzentrieren:

In welcher Situation taucht das Problem auf?
Wie reagiert mein Körper?
Welche Gefühle und Gedanken kommen?
Der nächste Schritt besteht in der Simulierung der gewählten Situation: Wir inszenieren eine Auftrittssituation und tun »als ob« – wir machen möglichst viele Fehler, haben eine Gedächtnislücke, stolpern beim Verbeugen, spielen so schlecht wie möglich.
Wir übertreiben jedes Detail, bis unser Problem prägnant genug ist, und spüren in unseren Körper hinein, wo das schlimme Gefühl sitzt.
Wir lauschen in diese Stelle, spüren sie und schauen sie innerlich an.
Nach einer Pause stellen wir uns vor, wie unsere Aufführung ohne dieses Problem verlaufen würde.
Wir entscheiden bewußt, uns in diese neue Position zu begeben – ohne unser Problem.
Hätte dieser Auftritt mehr Energie? Mehr Gelassenheit? Mehr Ruhe?
Wir tun nun wieder »als ob« und inszenieren unseren Auftritt, wobei wir tun, als wäre unser Problem verschwunden.
Nach einer Pause stellen wir uns Fragen: Was war wichtig für mich in der ersten Position? In der zweiten?
Wie machte ich das, um in die beiden verschiedenen Positionen zu gelangen?
Welche Gedanken und Gefühle waren dabei jeweils im Spiel?
Was kann ich tun, um in Zukunft meinen Auftritt in die eine oder andere Richtung zu beeinflussen?
Es lohnt sich auch, diese Übung vor einem Freund oder Lehrer durchzuführen, um den Effekt der willentlichen Herbeiführung verschiedener Verhaltensweisen einzuüben.

Die aufgeführten Möglichkeiten sollen aufzeigen, daß wir dem Lampenfieber nicht nur ausgeliefert sein müssen, sondern daß wir bewußt Zustände wählen können, und das heißt auch, nützlichere Alternativen als unsere gewohnten »Spiele«. Selbst wenn die bewußte Herbeiführung anderer Muster uns vielleicht utopisch scheinen mag, so gehört doch all das, was wir uns vorstellen können, zu unseren Möglichkeiten. Wenn wir uns beispielsweise vorstellen können, daß wir vor einer Menschenmenge souverän auftreten können, so heißt das, daß diese Möglichkeit in uns vorhanden ist, auch wenn sie noch schlummert. Sie ist da und wartet darauf, geweckt und »genährt« zu werden. Wir können auch entscheiden, nichts zu tun, dann verpassen wir aber die Gelegenheit, uns selbst das zu geben, was wir glauben, nur von anderen Menschen bekommen zu können – Selbstvertrauen.

Was ist schlimm daran, wenn ...? Diese Frage scheint mir eine zentrale Frage zu sein, sie zielt sozusagen direkt in das Zentrum des Lampenfiebers. Die Antworten, die ich kennengelernt habe, kreisen immer um die sogenannten »wichtigen Dinge« wie beispielsweise: »Die anderen könnten merken, daß ich unfähig bin.« Auch wenn die Facetten der »wichtigen Dinge« bei jedem Menschen anders gelagert sind, so läuft die Frage nach dem Schlimmsten doch letztlich darauf hinaus, daß wir erkennen müssen, daß Lampenfieber im Kern Angst vor dem Leben ist, die sich unter der Herausforderung der Bühne im Rampenlicht verdichtet.

Es ist wichtig, daß wir diese Gefühle und Gedanken wahrnehmen, ohne sie zu bewerten, zu rechtfertigen oder zu verurteilen. Diese Art des Wahrnehmens ist für viele von uns ungewohnt, sind wir in unserer Kultur doch eher dazu erzogen, zu beurteilen und zu werten. Außerdem führt die bewußte Wahrnehmung häufig zu einer subjektiven Verschlimmerung der Gefühle, was oft dazu führt, daß wir sie schnell wegschieben wollen. Tatsächlich verändern sich aber unsere Katastrophengefühle, wenn wir aufhören, ihnen auszuweichen. Perls spricht in diesem Zusammenhang von »Verantwortung übernehmen« als einem Schritt in die Freiheit.[3] Verantwortung für unser Lampenfieber übernehmen heißt dann, daß wir anerkennen müssen, daß das Lampenfieber ein Teil von uns selbst ist, den wir nicht einfach abschaffen und so rasch wie möglich ändern sollen, sondern der uns verändern möchte.

Mit Trommeln und Singen – musiktherapeutische Möglichkeiten

Novalis würde sagen: »Lampenfieber ist ein musikalisches Problem.«

Als Musiktherapeutin erlebe ich fast täglich, wie Musikerfahrung einen Zugang zu Dimensionen des emotionalen und ästhetischen Erlebens eröffnen kann, der über die gewohnte Vorstellungskraft hinausgeht.[1] Wir wissen, daß Musik den Menschen zum Tanzen, Singen oder Weinen bringen, daß sie Gefühle von Zärtlichkeit, Liebe und Mut wecken kann, daß sie körperliche Vorgänge bei der Schmerzlinderung beeinflussen kann und Heilungsprozesse in Gang setzt. Hier geht es darum, wie wir Musik konstruktiv und schöpferisch einsetzen können, um unsere Lampenfieberenergien in fördernde Bahnen zu leiten. Wir nutzen dabei die Erkenntnis, daß unser Körper auf Musik eine Resonanz hat – wie eine Saite. Eine solche »Saite« ist vor allem unser Nervensystem, dessen Prozesse wir mit Hilfe von Klängen und Rhythmen stärken oder abschwächen können.

Wir erinnern uns, Lampenfieber kann beeinflußt werden, wenn wir zunächst einmal unsere verschiedenen Symptome intensivieren. Eine »musikalische« Möglichkeit dafür ist das Trommeln. Hier geht es darum, daß wir die in uns steckende

»Musik« unseres Lampenfiebers entdecken. Das Trommeln mit den Händen auf ein Trommelfell – von Haut zu Haut – läßt uns oft mehr wissen als der Kopf, denn wer seine Hände spielen und erzählen läßt, was das Lampenfieber ausdrükken will, macht wichtige Selbsterfahrungen. Die Gefühle, die in uns brodeln und oft sehr diffus sind, die Angst, die uns lähmt, finden einen Weg nach außen und erhalten Ausdruck. Sie werden hörbar. Indem wir sie aktivieren und verstärken, entscheiden wir im Moment: Wieviel Beat brauche ich heute, um meinen Lampenfieberdämon auszutreiben? Jede Empfindung, unser inneres Chaos und die Sehnsucht nach Ordnung können ohne Gefahr ausgespielt werden. Es gibt kein falsch und kein richtig. Es gibt nur mich selbst in dieser meiner Rhythmuserfahrung. Das ermutigt zum So-Sein, wie ich nun einmal bin, weg von ängstlicher Anpassung. Wenn wir uns unserem eigenen Rhythmus überlassen, beginnen unsere Energien zu fließen, wir sind ganz bei der Sache – und nicht im Grübeln darüber –, Kräfte werden freigesetzt, die bis dahin Körper und Geist blockiert haben. Gestatten wir uns, diese Erregung eine Zeitlang zuzulassen und nicht vorzeitig abzubrechen, tritt das Paradoxe ein: Wir entspannen, weil Körper und Geist sich als Einheit fühlen. Man nimmt an, daß dieses Phänomen mit der Produktion von Endomorphinen im Gehirn zusammenhängt, die ein angenehmes Wohlgefühl verursachen.

Das Spiel mit Trommelrhythmen eignet sich deshalb sehr gut zur Arbeit mit dem Lampenfieber, weil sie starken Ausdruck stimulieren und hörbar machen, wo Blockaden und Grenzen sind, welche Kraft und Energie vorhanden ist. Diese Erfahrung stärkt das Selbstvertrauen und schafft Boden und Zentrierung. Die Erfahrung von Rhythmus läßt uns mit unseren eigenen Rhythmen des Atems, des Herzens und der Bewegung in Kontakt kommen, was der oft überwältigenden Qualität von Lampenfieber entgegenkommt. Andererseits ist der Trommelrhythmus ein lustvoller Haltgeber, der uns auf unautoritäre Weise zentriert und Ordnung verschafft.

Nachdem wir nun eine Möglichkeit der Intensivierung kennengelernt haben, befassen wir uns nun mit dem Gegenteil: der Entspannung. Es gibt eine sehr einfache Methode, sich vor einem Auftritt zu entspannen: indem man leise eine Melodie vor sich hin summt oder singt. Was Mütter und Väter intuitiv tun, wenn sie ihr Baby beruhigen und besänftigen, oder was Kinder tun, wenn sie unbeobachtet allein beim Spielen vor sich hin summen, können wir uns auch zunutze machen, wenn wir unser Nervensystem beruhigen wollen. Wir summen eine beliebige Melodie und tauchen in den beruhigenden Wohllaut unserer Melodie ein. Wir schaffen uns dadurch Sammlung zu uns selbst. Unsere Hirnwellenaktivität wird herabgesetzt, und es entsteht ein harmonischer Ausgleich zwischen den beiden Hirnhälften. Vom Tennis wissen wir, daß der Spieler im Moment des Ballaufschlages seinen Atem nicht anhalten darf, sonst stockt sein Atemrhythmus und auch sein Schlag. Wenn der Spieler leise eine Melodie vor sich hin summt, wird er seinen Rhythmus automatisch so anpassen, daß er mit dem Schlag zusammenfällt. Man kann das Summen also auf viele Arten einsetzen, es reduziert nicht nur Streß, man spielt auch besser, und das Vergnügen wird auch größer.

Nutzen Sie die Gabe Ihrer Stimme, mit der Sie sich selbst beruhigen und entspannen können, aber vielleicht gibt es auch jemanden, der für Sie eine entspannende Melodie summt, während Sie in einem bequemen Sessel sitzen, die Klänge genießen und dabei tief entspannen.

Gezielte Hilfe für spezifische Symptome

Nachdem ich verschiedene allgemeine Methoden vorgestellt habe, möchte ich hier gezielt auf bestimmte Symptome eingehen und auf Techniken, die man kurz vor einem Auftritt im »green room« einsetzen kann (der Raum, in dem sich die Schauspieler vor ihrem Auftritt aufhalten und oft »grün vor Angst« auf ihr Startzeichen warten). Da die meisten Techniken schon beschrieben wurden, gebe ich sie hier nur in Kurzform wieder als Hilfe zum schnellen Nachschlagen. Grundsätzlich gilt auch für den gezielten Umgang mit Symptomen, daß wir das Symptom erst einmal intensivieren und akzentuieren, um es dann zu lösen und zu neutralisieren.

Symptom: Schmetterlinge im Bauch

1. Schütteln und Flattern mit dem ganzen Körper wie ein aufgeregter Schmetterling, beginnend mit dem Kopf.
   Lassen Sie dabei die Zunge heraushängen.
   Setzen Sie das Flattern nach und nach über den ganzen Körper fort und lassen Sie Laute und Geräusche zu.
2. Hara-Atmung, S. 167
3. Zentrierungsübung: Der See, S. 168

Symptom: Zitternde und kalte Hände

1. Übertreiben Sie das Zittern in den Händen, setzen Sie es fort in den Armen, bis schließlich der ganze Körper zittert wie Espenlaub.
   Gehen Sie über zu schwingenden kreisförmigen Bewegungen – wie eine Windmühle – mit gestreckten Armen über Ihren Kopf und Rücken.
   Allmählich schneller werden und in verschiedene Richtungen kreisen – parallel, entgegengesetzt, rechts/links herum.
2. Hand- und Armgelenkentspannung, S. 156
3. Übung: Der ruhige Ort, S. 157

Symptom: Feuchte, schwitzende Hände

1. Übung: Zentrieren, S. 167
2. Übung: Grundausrüstung S. 161
3. Imaginationsübung: Der Diamant, S. 186

Symptom: Verspannungen in Kopf, Nacken, Schultern

1. Übung: Wirbelsäulenentspannung, S. 154
2. Übung: Muskelentspannung, S. 152
3. Übung: Sich lösen, S. 149

Symptom: Kalte Füße oder Wadenkrämpfe

1. Schütteln Sie Ihre Füße und Beine kräftig aus, treten Sie, stampfen Sie oder veranstalten Sie einen »Schuhplattler-Tanz«.
2. Geben Sie sich oder lassen Sie sich eine Fußmassage geben.
3. Gehen Sie in die Hocke und verharren Sie so, während Ihre Füße im Abstand von ca. 20 cm sich aus eigener Kraft in Parallelstellung befinden. Die Fersen ruhen auf dem Boden, und das Körpergewicht lagert auf den Fußballen.

Symptom: Trockener Mund

1. Lockern Sie Ihre Zunge und schütteln Sie sie kräftig hin und her, fahren Sie mit festen Strichen über die untere, dann die obere Zahnreihe. Lassen Sie Ihre Zunge wild herumwirbeln und geben Sie Geräusche und Töne dazu.

2. Klappern Sie eine Weile mit den Zähnen. Halten Sie dabei mit der einen Hand die Stirn und mit der anderen den Unterkiefer, wobei Sie die Hände mehrmals wechseln – Sie werden merken, starker Speichelfluß setzt ein, außerdem soll das Zähneklappern das Gehirn anregen.

Symptom: Herzklopfen

1. Körperübung: Gelassen werden, noch gelassener werden, S. 150
2. Imaginationsübung: Gelassenheit im Rampenlicht, S. 185

Symptom: Verwirrung und Konzentrationsstörungen

1. Übung: Wahrnehmung des Körpers, S. 146
2. Vertiefte Atmung: Einatmen, halten Sie Ihren Atem viermal so lang an, wie Sie eingeatmet haben, und atmen Sie dann doppelt so lange aus, wie Sie eingeatmet haben, S. 193
3. Übung: Atmen im Fünfertakt, S. 162

Symptom: Negative Emotionen

1. Setzten Sie sich mit verschränkten Beinen auf eine Matte, die Hände auf die Knie und die Augen schließen.
   Lösen Sie die Verspannungen in der Stirn und um die Augen herum auf und konzentrieren Sie sich auf das Horchen nach innen.

2. Bauchmassage – kreisförmige Bewegung mit beiden Händen zur gleichen Zeit. Konzentrieren Sie sich auf das Entspannungsgefühl, das vom Bauch aus nach außen strömt.
3. Imaginationsübung: Lampenfiebergefühle erkunden, S. 183

Symptom: Energielosigkeit oder Müdigkeit

1. Schüttelübung: Stellen Sie sich vor, Sie haben eine klebrige Masse an Ihrem Körper, die Sie loswerden wollen.
   Schütteln Sie sich kräftig und geben Sie Laute dazu.
   Genießen Sie die Vibrationen in Ihrem Körper.
2. Kreuzen Sie die Arme vor der Brust und halten Sie die Schultern mit den Händen fest.
   Beugen Sie die Knie langsam nach unten, als ob Sie sich auf einen niedrigen Stuhl setzen würden.
   Wahrscheinlich werden Sie ein Gefühl der Wärme oder ein Zittern verspüren.
   Bleiben Sie so lange wie möglich dabei und kehren Sie langsam wieder in die aufrechte Stellung zurück.
3. Trommeln, S. 208

Lampenfieber und Ernährung

Die herrschenden Theorien über richtige Ernährung sind verwirrend und widersprüchlich. Was in dem einen Buch ewige Gesundheit verheißt, ist im nächsten so gut wie tödlich, und vor allem lautet es stets: Tu dies oder tu jenes! Natürlich kann eine bestimmte Diät genausowenig wie ausgeklügelte

Entspannungsstrategien Lampenfieber eliminieren, denn Lampenfieber ist eine Folge von Identitätsunsicherheit, also eine Frage des Selbstkonzepts und des Selbstwertgefühls. Eine Auseinandersetzung mit dem Lampenfieber greift aber zu kurz, wenn sie sich ausschließlich auf geistig-seelische Prozesse konzentriert. Wenn die biochemischen Prozesse im Körper durcheinandergeraten sind, nützt auch die beste Einstellung nichts, weil unser Körper dann nicht gut eingestellt ist und nicht richtig funktioniert. Stellen Sie sich vor, Sie würden Ihrem Auto statt Benzin Coca-Cola in den Tank füllen. Auch wenn es noch so schnittig aussieht und vor PS strotzt – es wird nicht fahren. Hier wird die Rede davon sein, wie sich bestimmte Nahrungsmittel auf das Lampenfieber auswirken können und wie wir der Herausforderung von Streß durch eine angemessene Ernährung begegnen können.

Vieles von dem, was ich sagen werde, wird vielleicht an gewohnten Überzeugungen rütteln, doch für mich und die Menschen, mit denen ich bisher gearbeitet habe, haben sich diese Vorstellungen bewährt. Schließlich muß ich es ohnehin meinen Lesern überlassen, was sie mit diesen Erkenntnissen anfangen, denn diese gewinnen nur dann Sinn, wenn man sie am eigenen Leibe ausprobiert und sich selbst von der Wirkung überzeugt.

Was ich für die körperlichen und seelischen Entspannungsprozesse gesagt habe, gilt auch für die Ernährung: Es genügt nicht, sich kurz vor einem Auftritt darauf zu besinnen, daß man gesund essen oder ein bestimmtes Produkt verzehren sollte, um die Ausdauer und Energie zu fördern. Das mag zwar das Gewissen beruhigen, aber unser Körper läßt sich nicht so leicht überlisten. Außerdem konditionieren wir unser Gehirn durch solch einen kurzatmigen Kraftakt in eine Richtung, die den Ausnahmezustand »Auftritt« noch zusätzlich verstärkt. Damit erhöhen wir die ohnehin schon vorhandenen Auswirkungen von Streß, und zusätzlich entsteht noch eine Art Pawlowscher Reflex, so daß wir bestimmtes Essen mit Streß-Situationen in Verbindung bringen. Durch Lampenfieber und Streß entsteht zwar ein höherer Bedarf an Vitaminen, Mineralstoffen und Spurenelementen, aber wir dienen uns nicht, wenn wir durch abrupte Nahrungsumstellung, also übertriebene Energiezufuhr oder Verzicht darauf, einen Ausnahmezustand herstellen, um dann anschließend wieder in den alten, gewohnten Trott zurückzufallen.

In der Literatur gibt es Anhaltspunkte für eine sinnvolle Selbstregulation bei der Nahrungsaufnahme, die zumindest rudimentär als Kompetenz in uns vorhanden ist. Anders ausgedrückt: Der Körper weiß, was er braucht. Belege dafür finden sich in Untersuchungen von Babies sowie von Personen in Ausnahmezuständen wie Leistungssportler, schwangere Frauen oder Kranke, die meist sehr wohl wissen, was ihnen bekommt. Diese Weisheit des Körpers scheint mir ein wichtiger Wegweiser zu sein, den wir nutzen können, wenn wir wieder beginnen, in uns selbst hineinzuhorchen und unsere Sensibilität gegenüber Speisen in Form von Ekel oder Bekömmlichkeit ernst zu nehmen und zu pflegen. Es gehören Muße, Bedachtsamkeit und Bewußtmachung dazu, bis das Essen wieder zum Zwiegespräch mit dem eigenen Körper und der eigenen Seele wird. Essen, das der Muße und der Sammlung entspringt, ist die Urbedingung für das Vertrauen in die eigenen Sinne. Wer seinen Sinnen vertrauen kann und dadurch Zugang zu den eigenen Befindlichkeiten und Bedürfnissen gewinnt, schafft die wichtigste Bedingung für ein differenziertes Ausdruckspotential und den Aufbau einer öffentlichen Identität: Unterscheidungsfähigkeit. Die eigene Fähigkeit der Unterscheidung bedarf nicht der vielen als Persönlichkeitsverstärker oder Resonanzboden, weil wir uns selbst trauen lernen.

Wir können die Weisheit des Körpers unterstützen, wenn wir auch unseren Verstand einsetzen und uns gewisse Zusammenhänge verdeutlichen, die einen Einfluß auf unser Lampenfieber haben. Es gibt Nahrungsmittel, die ausgleichend und beruhigend auf unsere Nerven wirken, und andere, die unser Nervenkostüm künstlich hochputschen. Und es gibt Lebensmittel, die sogar beides leisten – beispielsweise Zucker.

»Vor jeder Rede esse ich eine Tafel Schweizer Schoki.« Dieses Geständnis steht für viele, die vielleicht schon früh gelernt haben, daß das Süße, der Zucker und sein Geschmack für alles dienen kann, was wir lieben, für alles Erfreuliche, Tröstliche. Dennoch mehren sich die Zweifel, denn die Presse warnt vor den Folgen. Ein Zuviel an Süßem kann zu einer Unterzuckerung des Blutes führen. Die Folge: Unser Gehirn leidet Mangel und »rastet aus«.

Was geschieht mit unserem Körper, wenn wir vor einem Auftritt Süßes essen? Kurz nach dem Verzehr von Süßem steigt der Zucker im Blut, um sich bald wieder auf seinen Normalwert einzupendeln (ca. 80–120 mg Zucker je dl Blut). Bei entsprechend veranlagten Menschen kann es aber eher dazu kommen, daß der Blutzuckerspiegel nach einer zuckerreichen Mahlzeit nach unten in den Bereich der sogenannten Hypoglykämie absackt. Darauf reagiert das Gehirn, dessen Zellen auf Glukose, also auf Zucker, angewiesen sind, besonders empfindlich. Zuckermangel führt zwangsläufig zu Ausfallerscheinungen, die den Symptomen von Lampenfieber auffallend ähneln und sie noch verstärken: Zittern, Schwitzen, große Erregung und innere Unruhe. Übermäßiger Zuckerkonsum kann also auf die Dauer zu Hypoglykämie führen und ist deshalb kein Heilmittel gegen Lampenfieber.

Wie sieht nun eine Ernährung aus, die Voraussetzung für die notwendige Gelassenheit ist? Es gibt einen Trick, mit dem sich unser Organismus überlisten läßt: Viel Kohlenhydrate in der Ernährung bewirken, daß die Bauchspeicheldrüse mehr Insulin ausschüttet. Das Hormon Insulin sorgt dafür, daß die verschiedenen Elemente, die für die Eiweißsynthese zuständig sind, ihre Ziele erreichen, zum Beispiel die Muskelzellen und das unersetzliche Tryptophan so besser mit dem Blut ins Gehirn gelangt, das daraus genügend Serotonin aufbauen kann. Serotonin heißt der Neurotransmitter, der nur aus dem Rohstoff Tryptophan entstehen kann. Mangelt es am Rohstoff, fehlt es zwangsläufig am Transmitter. Das nehmen die grauen Hirnzellen übel und reagieren mit Mißstimmung, Nervosität und Angst. Ist der Mangel behoben, so sind wir nicht nur besser gelaunt, wir schlafen auch besser, und die für die Briten typische Eigenart der Gelassenheit, die sie vielleicht ihrem kohlehydratreichen Frühstück verdanken, kehrt ein.

Welche Nahrungsmittel bieten sich als Medizin gegen ein gestörtes Nervensystem an? Die Botschaft ist einfach und klar: Essen Sie Obst und Gemüse. Zur Verdauung von Obst benötigt unser Körper am wenigsten Energie, bezieht jedoch daraus mehr Nährstoffe als aus jeder anderen Nahrung. Außerdem unterstützt Obst den Körper bei seiner Reinigung, statt ihn mit unverdaulicher Nahrung noch zu belasten. Wenn wir uns in der Natur umsehen, werden wir ebenfalls sehen, daß viele der kräftigsten Tiere wie Gorillas, Elefanten oder Nashörner pflanzenfressende Tiere sind.

Wie steht es nun aber mit der Behauptung, daß man für seine Energie und Ausdauer Fleisch benötigt? Das halte ich für ein modernes Märchen. Schauen wir, was der Körper verwendet, um Energie zu erzeugen: Zunächst einmal Traubenzucker aus Obst und Gemüse, dann Stärke und Fett aus Kohlenhydraten und als letztes Proteine. Zuviel Protein erzeugt im Körper ein Übermaß an Stickstoff, und dieser verursacht Müdigkeit. Gerade das, was wir nicht brauchen, wenn wir leistungsfähig sein wollen. Ganz zu schweigen davon, was durch die Harnsäure unseren Nieren und durch die Fäulnisbakterien unserem Darm zugemutet wird.

Ich will nicht behaupten, daß wir nur durch den Verzicht auf Fleisch gesünder werden, aber es gibt genügend Gründe, die gegen Fleisch sprechen, und meine eigene Erfahrung spricht dafür, daß wir uns ausgeglichener und friedlicher fühlen, wenn wir uns entschließen, auf das Fleisch anderer Lebewesen zu verzichten. Immerhin gibt es einige Vorbilder, die uns das vorgelebt haben. Wäre es nicht schmeichelhaft, zur Gemeinde von Albert Schweitzer, Mahatma Gandhi, Leonardo da Vinci, Thomas Edison, Sokrates, Plato oder Aristoteles zu gehören, die alle eines verbindet – sie waren Vegetarier.

Noch ein Wort zu den Vitaminen: Viele der bekannten Streßrezepte betonen die Wichtigkeit der B-Vitamine zur Verbesserung oder Stärkung des Nervensystems. Wir können natürlich nicht behaupten, daß Lampenfieber durch einen Mangel an B-Vitaminen direkt ausgelöst wird. Aber es besteht sicher zumindest eine indirekte Beziehung zwischen dem Mangel an B-Vitaminen und Lampenfieber, denn beide haben verwandte Symptome: Nervosität, Muskelspannungen, Vergeßlichkeit, Erregbarkeit und Angst. Außerdem ist inzwischen bekannt, daß Streß und Ängste den B-Vitamin-Spiegel senken können, so daß eine ausreichende Versorgung mit B-Vitaminen nicht nur vorbeugend notwendig ist, sondern auch einen mildernden Effekt auf bestimmte Lampenfiebersymptome hat. Eine B-Vitamin-reiche Ernährung enthält: Getreide, Gemüse und Milchprodukte und entspricht also im wesentlichen dem, was ich schon aufgeführt habe.

In diesem Buch ist nicht der Ort, um ausführlich über Ernährung zu sprechen, brisante Themen wie Kaffeekonsum, Fett oder Öle muß ich aussparen. Es geht hier auch mehr darum, ein Bewußtsein zu entwickeln für eine Ernährung, die unser Nervensystem positiv beeinflußt, so daß unsere Energie für das verfügbar ist, wozu wir sie brauchen. Stellen Sie sich vor, wie Sie sein werden, wenn Sie Ihren Körper mit reinigender, wasserhaltiger Nahrung versorgen und schon bei Tisch beginnen, Ihr Nervenkostüm zu pflegen!

Nie wieder Lampenfieber – oder?

Das kann ich Ihnen nicht garantieren, und das ist auch nicht Sinn dieses Buches. Aber vielleicht sind Sie etwas versöhnlicher gegenüber Ihrem Lampenfieber geworden und können die Frage zulassen, was passieren würde, wenn Ihr Lampenfieber Sie verändern möchte ...

Die Devise: »Weg damit« macht sich das Lampenfieber zum Feind, weil die Ausblendung von Lampenfieber etwas Grundmenschliches ausklammert. Lampenfieber ist ein existentielles Phänomen – die auf der Bühne verdichtete Angst vor dem Leben, die zu unserem Menschsein mehr oder weniger tiefgreifend und mehr oder weniger getarnt gehört. Durch das Lampenfieber wird so etwas wie ein höherer Aggregatzustand unseres öffentlichen Handelns errreicht, der sich nicht nur durch größere Intensität, sondern auch durch Interesse an der Sache und am anderen äußert. Sobald wir uns öffentlich zeigen, geben wir Einblick in unsere Persönlichkeit und Kostproben unseres Seins. Aber wir haben es nicht in der Hand, was die anderen mit dem Einblick in unser Leben machen. Die Angst ist berechtigt, denn wir befinden uns bei jedem Auftritt in einer Bewährungssituation, in der wir vor anderen bestehen müssen. Nichtbestehen löst Angst aus, die von unserem Gesellschaftssystem, das die Polarität Leistung – Versagen zum vorrangigen Urteilsschema in fast sämtlichen Lebensbereichen macht, noch vertieft und geschürt wird. Durch das einseitige Prinzip »Wettbewerb« entsteht schon in jungen Jahren eine Kluft zwischen Menschen, in die sich das Gift der Feindschaft und des Neides einschleicht. Der Neid hat viele Gesichter: Rivalität und

Konkurrenz, Hackordnung und Gegockel, Futterneid und Penisneid, Wettkampf und Krieg. Ohne die Komponenten Angst und Neid würde nichts davon stattfinden. Die Angst vor den strengen Richtern in uns und um uns herum kommt also nicht von ungefähr. Sie tritt merkwürdigerweise auch geballt in jenen Gruppen auf, die durch gemeinsames Tun eigentlich kameradschaftlich zusammenhalten sollten: an Universitäten, unter Musikern oder Schauspielern.

Mit Lampenfieber kann man nun einmal nicht imponieren, vor allem in einer Gesellschaft, die das So-tun-als-ob zu einem ihrer beliebtesten Gesellschaftsspiele erkoren hat. Dennoch stellt sich die Frage, ob das, was sich hinter den Kulissen des gesellschaftlichen Lebens verbirgt – unsere Angst vor dem Leben –, in der Tat nur als Störenfried, als Negativum zu bewerten ist, ob sich darin nicht etwas Produktives, Schöpferisches manifestiert, dessen simple Abschaffung ein menschliches Anliegen zum Schweigen bringen würde. Würden wir nämlich das Lampenfieber ausrotten wollen, würden wir auch eine Weise der Menschlichkeit ausrotten. Der Sportler, der Musiker und der Redner, die sich dem Lampenfieber aussetzen, wie wohl jeder Mensch, der schöpferisch tätig ist, erfahren ja nicht nur das Bedrohliche des Lampenfiebers, sondern kennen auch die Lust, sich neuen Situationen auszusetzen, sich ungeschützt ins Unbekannte zu wagen und die eigenen Grenzen zu überschreiten. Lampenfieber, dem wir nicht entfliehen und von dem wir uns nicht lähmen lassen, sondern dem wir uns unerschrocken und unermüdlich stellen, kann so zu einem produktiven Element in der Selbst-Verständigung und Selbstentwicklung werden. Es zeigt uns an, wo wir in unserem Leben stehen, wie sehr wir uns selbst angenommen haben – es hält uns den Spiegel vor.

Ich glaube, daß die Scheu, uns zu zeigen, eine für unser Zusammenleben unentbehrliche psychologische Kraft darstellt. Nicht selten »heilig« genannt, verweist sie auf ein Letztes, Unantastbares, vor dem wir innehalten, ohne wissen zu müssen warum. Allerdings propagiert unser Zeitgeist den fortschreitenden Abbau von Scheuschranken pauschal als Weg zur Selbstbefreiung, bis hin zur Pervertierung von Schamregeln, so daß sogar natürliche Scheu als beschämend gilt. Scheu ist sogar vonnöten, weil sie den inneren Lebensbereich einzäunt, so daß in ihm das Schöpferische aufblühen kann. Sie schützt vor übermäßigem Ausgesetztsein und vor zudringlicher Neugier. Scheu stellt daher einen grundlegenden Schutzmechanismus dar in einem Bereich, der sowohl Ausdruck als auch Wahrnehmung umfaßt. Scheu ist daher letztlich eine Wächterin unserer inneren Wahrheit, die immer dann Alarm schlägt, wenn wir von ihr abweichen oder sie übergehen und ihr ausweichen. In der Praxis stellt sich die Frage, ob die Scheu nun ein ernst zu nehmendes Warnsignal aus meinem tiefen Selbst ist, das zur Selbstbefragung aufruft, oder ein neurotisches Signal, das auf mangelndes Selbstwertgefühl hinweist, auf meine Fähigkeit, mich so zu akzeptieren, wie ich bin, auf die Spannung zwischen Ich und Ich-Ideal. Mit dem Verlust der Scheu würde dem Menschen ein ursprünglicher Instinkt abhanden kommen, den die Tiere ja haben und der sie auch vor Gefahren bewahrt. Sie würden eher hungern als eine bestimmte Scheu überwinden.

Scheu heißt Abstand halten, innehalten, heiliges Zögern – ein Schatz, den man suchen soll, aber nicht bergen – also auch nicht wegtherapieren.

Ich habe Möglichkeiten abgesteckt, wie wir die Energie, die im Lampenfieber steckt, als Weg des Zu-sich-selbst-Kommens und der Kurskorrektur konstruktiv nutzen können. Diesem Prozeß, den ich mit den Begriffen Kommen-Lassen, Sein-Lassen, Gehen-Lassen beschrieb, möchte ich am Schluß, als Fazit meiner Reise, das entscheidende Wort »Loslassen« hinzufügen. Loslassen kann nur geschehen, wenn wir erst einmal bereit sind, zuzulassen, daß wir Lampenfieber haben. Dies bedarf der Selbstwahrnehmung, der Selbstbewußtheit als Voraussetzung dafür, anderen Zutritt zu uns zu erlauben. Anders gesagt: Um mich dem Publikum zu zeigen, muß ich erst bereit sein, mich selbst anzuschauen, mir selbst zuzuhören. Es geht nicht darum, Lampenfieber durch einen »Kniff« oder »Trick« zu überlisten, sondern es soll sich zeigen und zur Entfaltung gebracht werden, damit sein Sinn sich enthüllen kann. Indem wir uns diesen angstmachenden Erfahrungen stellen, haben wir die Chance, die verborgene Produktivität, die im Lampenfieber steckt, zu entdecken und uns anzueignen. Selbst- und Welterfahrung, Körper- und Kopfarbeit sind die Tätigkeiten, die uns das Lampenfieber abverlangt. Nicht der Charakter- oder Fassadenwechsel auf der Bühne, sondern die Wiederversöhnung unseres privaten Selbst mit unserem öffentlichen Selbst, das ist die Herausforderung, die an uns gestellt ist. Wenn auch ein solches Ziel utopisch klingen mag, so ist doch eine Annäherung möglich, deren Kriterium nicht Selbststilisierung sondern Echtheit ist. Echtheit setzt voraus, daß ich den Kompaß meines So-Seins in mir trage. Das hat nichts mit Selbstentblößung zu tun, sondern mit dem Bewußtwerden meiner Verletzbarkeit und meines Wertes. Was uns Menschen miteinander verbindet, ist unsere Verletzlichkeit und nicht unsere chamäleonhafte Umweltanpassung und Stärke. Die Auseinandersetzung mit dem eigenen Lampenfieber kann nur dann heilsam sein, wenn sie nicht umschlägt in die falsche Utopie, die eine Welt der Selbstgewissen, Schönen und Tüchtigen vorgaukelt.

Zum Schluß mein Kerngedanke: Was ist das Gegenteil von Lampenfieber? Ist es Sicherheit, Ruhe oder Mut? Für mich ist es: Liebe! Wenn wir das, was wir tun, aus Liebe und in Liebe zu unseren Mitmenschen tun, vergeht die Angst. Wenn wir lieben, haben wir keine Angst, denn Angst und Liebe schließen sich gegenseitig aus.

Anmerkungen

Was ist Lampenfieber?

[1] vgl. VLADIMIR N. ILJINE, »Kokreation – die leibliche Dimension des Schöpferischen – Aufzeichnungen aus gemeinsamen Gedankengängen«, in: PETZOLD H., Orth I. (Hrsg.), Die neuen Kreativitätstherapien. Handbuch der Kunsttherapie Bd. II, S. 203–212

[2] HARTMANN K., Zur Psychologie des Lampenfiebers, Unveröffentlichte Diplomarbeit an der Hochschule für Musik und Theater Hannover 1982, S. 35

Conditio humana: die Person im Rampenlicht

[1] GOFFMANN E., Wir alle spielen Theater. Die Selbstdarstellung im Alltag, München 1969 (engl.: The Presentation of Self in Everyday Life. New York 1959), S. 221 ff.

[2] GOFFMANN E., a.a.O. S. 19 ff.

Soziokulturelle Hintergründe

[1] GUGGENBERGER B., Sein oder Design. Zur Dialektik der Abklärung, Berlin 1987, S. 19 ff.

[2] BÖHME G., Anthropologie in pragmatischer Hinsicht. Darmstädter Vorlesungen, Frankfurt a. M. 1985

[3] LASCH C., Das Zeitalter des Narzißmus, München 1982

»Wir alle spielen Theater«

[1] GOFFMANN E., a.a.O.

[2] PARSONS T., The social system. Glencor Ill. 1951

[3] GOFFMANN E., a.a.O

Unsere Rollen

[1] SIMMEL G., »Zur Philosophie des Schauspielers«, in: Logos 9, 1921/22

[2] MORENO J. L., Das Stegreiftheater, Potsdam 1924, 2. Aufl. 1970

[3] PETZOLD H., »Die sozialpsychiatrische Rollentheorie J. L. Morenos und seiner Schule«, in: PETZOLD H., MATHIAS U. (Hrg.), Rollenentwicklung und Identität. 1982, S. 13 ff.

[4] PETZOLD H., a.a.O. S. 159 ff.

[5] DAHRENDORF R., Homo Sociologicus, Köln 1958

Lampenfieber und Rolle

[1] MORENO Z. T., BARBOUR A., »Rollenmüdigkeit« (1980), in: PETZOLD H., MATHIAS, a.a.O.

Rolle und Persönlichkeit

[1] Ich beziehe mich hier auf die Grundlagen der Integrativen Therapie. Eine ausführliche Darstellung zur Persönlichkeitstheorie ist zu finden in: PETZOLD H., »Überlegungen und Konzepte zur Integrativen Therapie mit kreativen Medien und einer intermedialen Kunstpsychotherapie«, in: PETZOLD H., ORTH I. (Hrg.), Die neuen Kreativitätstherapien. Handbuch der Kunsttherapie, Bd. II, S. 585ff.

Zur Phänomenologie des Lampenfiebers

[1] HUSSERL E., Logische Untersuchungen I. Prolegomena zur reinen Logik, Tübingen 1980

Lampenfieber als Alarmreaktion des Gehirns

[1] JONAS D. F., JONAS A. D., Signale der Urzeit. Archaische Mechanismen in Medizin und Psychologie, Stuttgart 1977

Lampenfieberspezifische Konflikte

[1] ALEXANDER F., Psychosomatische Medizin, Berlin 1951

[2] JONAS/JONAS, a.a.O., S. 30ff.

Erwartungen

[1] WURMSER L., Die Maske der Scham, Berlin 1990 (Orig.: »The mask of shame«, Baltimore, London 1981)

[2] PETZOLD H., Mit alten Menschen arbeiten, Paderborn 1985

Lampenfieber hat viele Gesichter

[1] WINE J. D., »Test anxiety and the direction of attention«, in: Psychological Bulletin 1971, 76, S. 92–104

[2] WEINER B., Perceiving the causes of success and failure, Morristown 1971

Starallüren

[1] KERNBERG O. F., Borderline-Störungen und pathologischer Narzißmus, Frankfurt 1979 (Orig.: »Borderline conditions and pathological narcissism, New York 1975)

[2] KOHUT H., Narzißmus: Eine Theorie der psychoanalytischen Behandlung narzißtischer Persönlichkeitsstörungen, Frankfurt 1973 (Orig.: »The analysis of the Self. New York 1971)

Alte und neue Szenen

[1] JACOBY M., Scham-Angst und Selbstwertgefühl. Ihre Bedeutung in der Psychotherapie, Olten 1991

[2] Petzold H., »Integrative Dramatherapie und Szenentheorie – Überlegungen und Konzepte zur Verwendung dramatherapeutischer Methoden in der Integrativen Therapie«, in: Petzold H., Orth I., a.a.O., S. 849–880

Unsere inneren Monster
[1] Triplett R., Stagefright. Letting it work for you, Chicago 1983, S. 31 ff
[2] Wagner A. u. a., Bewußtseinskonflikte im Schulalltag. Denk-Knoten bei Lehrern und Schülern erkennen und lösen, Weinheim/Basel 1984

Lampenfieber als Ruf der Seele
Angst
[1] Schmitz H., Leib und Gefühl, Paderborn 1989
[2] Artikel in der »Zeit« vom 6. 9. 91

Scham
[1] Jacoby M., a.a.O. und Wurmser L., a.a.O.

Ärger und Wut
[1] Triplett R., a.a.O., Pargman D., Stress and Motor Performance: Understanding and Coping, Ithaca 1986

Hunger nach Erfolg
[1] Richter H. E., Leben statt Machen. Einwände gegen das Verzagen, Hamburg 1987

Unsere inneren Verbündeten
[1] Vgl. Triplett R., a.a.O. S. 89 ff.

Erhellende Momente
[1] Die Anregung zu dieser Formel stammt von Christian Scharfetter aus Zürich.
[2] Harman W., Rheingold H., Die Kunst kreativ zu sein, Bern, München 1991 (Orig.: Higher Creativity. Liberating the Unconscious for Breakthrough Insights. 1984)

Lampenfieber als Vorfreude
[1] Dürckheim K. Graf, Durchbruch zum Wesen, Bern/Stuttgart/Wien 1954

Unser Körper ist unser Garten
[1] aus: Pargman, a.a.O., S. 49

[2] PARGMAN D., a.a.O.
[3] TRIEBEL-THOME A., Feldenkrais. Bewegung – ein Weg zum Selbst. Einführung in die Methode, München 1989

Bewegungsmuster und Lebensmuster
[1] Aus: PARK G., The Art of Changing. A new Approach to the Alexander Technique, New York 1989
[2] Aus: GAUSS G., Heile Seele – heiler Mensch, Weilersbach 1987
[3] Aus: TERRY P., Mental zum Sieg. Ängste erkennen. Motivation steuern. Sportliche Leistung steigern, München 1990 (engl. 1989)

Atmung und Lampenfieber
[1] Aus: MIDDENDORF I., Der erfahrbare Atem, Paderborn 1985
[2] Aus: SARNOFF D., Auftreten ohne Lampenfieber, Frankfurt/New York 1990
[3] Aus: TERRY P., a.a.O.

Hara – im Einklang mit der Schwerkraft
[1] Aus: PARK G., a.a.O.
[2] LOWEN A., Lust. Der Weg zum kreativen Leben, München 1979

Gelenkte Imagination
[1] COUÉ E., Die Selbstbemeisterung durch bewußte Suggestion, Berlin 1982
[2] SHAW W. A., »The distribution of muscular action-potentials to imagined weight lifting«, in: Archives of Psychology 1940/247, 1–50
[3] SILVA J., GOLDMAN B., Die Silva Methode. Das Praxisbuch, München 1990 (Orig.: »The Silva Mind Control Method of Mental Dynamics« 1988)
[4] Aus: SILVA J., GOLDMAN B., a.a.O. S. 19
[5] ASSAGIOLI R., Psychosynthesis, Wellingborough 1965

Wache Entspannung
[1] SCOTT B., »Relaxation Techniques for Better Performance«, in: ITG Journal 1984/5

Unser inneres Geschwätz – Arbeit mit den inneren Stimmen
[1] SHORR J., »Discovery about the Mind's Ability to organize and find meaning in Imagery«, in: Imagery: Its many dimensions and applications, SHORR J. (Hrsg.) et al., New York 1982

Paradoxe Strategien
[1] Watzlawick T., Die Möglichkeit des Andersseins, Stuttgart 1978
[2] Triplett R., a.a.O. S. 175
[3] Perls F., The gestalt approach: Eyewitness to therapy, Palo Alto, CA 1973

Mit Trommeln und Singen – musiktherapeutische Möglichkeiten
[1] Tarr-Krüger I., Verhungern im Überfluß, Heidelberg 1989

Literaturverzeichnis

Alexander F., Psychosomatische Medizin, Berlin 1951

Assagioli R., Psychosynthesis, Wellingborough 1965

Böhme G., Anthropologie in pragmatischer Hinsicht. Darmstädter Vorlesungen, Frankfurt a. M. 1985

Dahrendorf R., Homo Sociologicus, Köln 1958

Dürckheim K. Graf, Durchbruch zum Wesen, Bern/Stuttgart/Wien 1954

Gauss G., Heile Seele – heiler Mensch, Weilersbach 1987

Goffmann E., Wir alle spielen Theater. Die Selbstdarstellung im Alltag, München 1969 (engl.: The Presentation of Self in Everyday Life, New York 1959)

Guggenberger B., Sein oder Design, Berlin 1987

Harman W., Rheingold H., Die Kunst kreativ zu sein, Bern/München 1991 (Orig.: Higher Creativity. Liberating the Unconscious for Breakthrough Insights, 1984)

Hartmann K., Zur Psychologie des Lampenfiebers, Unveröffentlichte Diplomarbeit an der Hochschule für Musik und Theater, Hannover 1982

Husserl E., Logische Untersuchungen I. Prolegomena zur reinen Logik, Tübingen 1980

Jacoby M., Scham-Angst und Selbstwertgefühl. Ihre Bedeutung in der Psychotherapie, Olten 1991

Jonas D. F., Jonas A. D., Signale der Urzeit. Archaische Mechanismen in Medizin und Psychologie, Stuttgart 1977

Kernberg O. F., Borderline-Störungen und pathologischer Narzißmus, Frankfurt 1979 (Orig.: Borderline conditions and pathological narcissism, New York 1975)

Kohut H., Narzißmus. Eine Theorie der psychoanalytischen Behandlung narzißtischer Persönlichkeitsstörungen, Frankfurt 1973 (Orig.: The Analysis of the Self. New York 1971)

Lasch C., Das Zeitalter des Narzißmus, München 1982
Lorenzer A., Sprachzerstörung und Rekonstruktion, Frankfurt 1970
Lowen A., Die Spiritualität des Körpers. Innere Harmonie durch Bioenergetik, New York 1990
Lowen A., Lust. Der Weg zum kreativen Leben, München 1979
Middendorf I., Der erfahrbare Atem, Paderborn 1985
Moreno J. L., Das Stegreiftheater, Potsdam 1924, 2. Aufl. 1970
Moreno Z. T., Barbour A., »Rollenmüdigkeit« (1980), in: Petzold H., Mathias U. (Hrsg.), Rollenentwicklung und Identität, Paderborn 1982
Pargman D., Stress and Motor Performance. Understanding and Coping, Ithaca etal. 1986
Park G., The Art of Changing. A new Approach to the Alexander Technique, New York 1989
Parsons T., The social system, Glencor Ill. 1951
Perls F., The gestalt approach: Eyewitness to therapy, Palo Alto Cal. 1973
Petzold H., »Die sozialpsychiatrische Rollentheorie J. L. Morenos und seiner Schule«, in: Petzold H., Mathias U. (Hrsg.), Rollenentwicklung und Identität, Paderborn 1982
Petzold H., Mit alten Menschen arbeiten, Paderborn 1985
Petzold H., »Überlegungen und Konsequenzen zur Integrativen Therapie mit kreativen Medien und einer intermediären Kunstpsychotherapie«, in: Petzold H., Orth I. (Hrsg.), Die neuen Kreativitätstherapien. Handbuch der Kunsttherapie Bd. II, Paderborn 1991
Richter H.-E., Leben statt Machen. Einwände gegen das Verzagen, Hamburg 1987
Ristad E., A Soprano on her Head. Right-side-up reflections on life and other performances, Moab, Utah 1982
Schmitz H., Leib und Gefühl, Paderborn 1989
Scott B., »Relaxation Techniques for Better Performance«, in: ITG Journal 1984/5
Shaw W. A., The distribution of muscular action-potentials to imagined weight lifting. In: Archives of Psychology, 1940/247, 1–50
Shorr J., »Discovery about the Mind's Ability to organize and find Meaning in Imagery«, in: Imagery: Its many dimensions and applications, Shorr J. (Hrsg.) et al., New York 1982
Simmel G., »Zur Philosophie des Schauspielers«, in: Logos 9, 1921/22
Silva J., Goldman B., Die Silva Methode. Das Praxisbuch, München 1990 (Orig.: The Silva Mind Control Method of Mental Dynamics 1988)
Tarr Krüger I., Verhungern im Überfluß, Heidelberg 1989
Terry P., Mental zum Sieg, München 1990 (engl. 1989)

TRIPLETT R., Stagefright. Letting it work for you, Chicago 1983

WAGNER A. u. a., Bewußtseinskonflikte im Schulalltag. Denk-Knoten bei Lehrern und Schülern erkennen und lösen, Weinheim/Basel 1984

WATZLAWICK T., Lösungen. Zur Theorie und Praxis menschlichen Wandels, Bern/Stuttgart/Wien 1974

WATZLAWICK T., Die Möglichkeit des Andersseins, Stuttgart 1978

WEINBERG R. S., »The Relationship between Mental Preparation Strategies and Motor Performance: A Review and Critique«, in: Research Quarterly 1982, 33

WEINER B., Perceiving the causes of success and failure, Morristown 1971

WINE J. D., »Test anxiety and the direction of attention«, in: Psychological Bulletin 1971, 76, 92–104

WURMSER L., Die Maske der Scham, Berlin 1990 (Orig.: The mask of shame, Baltimore/London 1981)